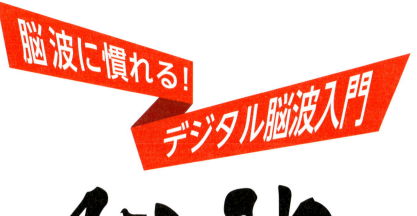

脳波に慣れる！
デジタル脳波入門

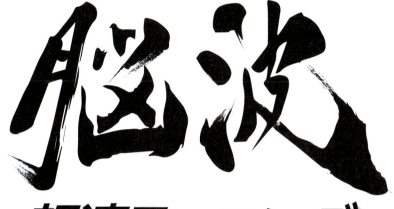

脳波
超速ラーニング
［DVD付き］

福岡国際医療福祉大学 教授　飛松 省三 著

南山堂

序

　デジタル脳波計は，アナログ脳波計（ペン書き脳波）とは異なり，脳波データをアナログ信号からデジタル信号へ変換し，電子媒体でデータ管理と保管を行う脳波計です．機器が小型化され，ペーパレスとなり，コストが削減されました．電子データはネットワークでも判読できます．その特徴は，リモンタージュ機能とリフィルタリング機能です．前者はシステムリファレンスを用いて脳波を記録するため，基準電極導出や双極導出など必要に応じてモンタージュを選択できる機能です．てんかん性放電や徐波の局在決定にこのリモンタージュ機能は欠かせません．リフィルタリング機能は，時定数（低域遮断フィルタ）や高域遮断フィルタを変えることにより，動きによる基線の揺れや，体動などの筋電図を除去することにより脳波の判読をしやすくする機能です．

　2016 年に「ここに目をつける！脳波判読ナビ」を出版し，好評でした．本書はそれを補足するために，脳波判読の実際をまとめました．すなわち，脳波データを DVD に保存し，それを再生しながら，どうやって脳波の判読を進めていくのかを解説します．なお，本書は B5 版縦の仕様になっています．そのため，本の中にある脳波サンプルは，できるだけ実物と同じ物をみせるために，実寸大の 4 秒間（12 cm）を提示しています．しかし，本文中の図に対応する脳波サンプルは，判読の基本となる少なくとも 10 秒分の記録を収めています．これにより，より臨場感あふれる判読マニュアルになるよう心がけました．

　DVD は日本光電工業株式会社のフォーマットに対応しており，OS が Windows XP／7／8／10 なら，読み出せるようになっています（詳細は目次の後に掲載されている「付属ディスクの使用方法」をご参照ください）．デジタル脳波はビューアで読むということが前提になっています．ご自身のパソコンで判読法に習熟されることをお薦めします．

　なお，脳波の導出法は，九州大学で使用されているものです．施設によって導出法が異なるため，判読に戸惑われる方もおられるはずです．「習うより慣れろ」で，頭の体操をしながら，導出法の特徴を掴んでください．

2018 年 4 月

九州大学大学院医学研究院脳神経病研究施設 臨床神経生理学分野

飛 松 省 三

Contents

◉ 付属ディスクの使用方法　　viii

第一部　基礎編　　1

1章　デジタル脳波計の操作法　　2

図 1-1	脳波判読画面の1頁目（◉1章-1）	2	図 1-3	主なアイコンの機能	6
図 1-2	メニューバーの主な機能	5			

2章　デジタル脳波計の機能　　7

図 2-1	較正信号（◉1章-1）	8	図 2-6	時定数（低域遮断フィルタ）の影響（◉2章-2）	13
図 2-2	脳波スケールの使い方 -1（◉2章-1）	9	図 2-7	モンタージュの影響 -1（◉2章-2）	14
図 2-3	脳波スケールの使い方 -2（◉2章-2）	10	図 2-8	モンタージュの影響 -2（◉2章-2）	15
図 2-4	デジタル脳波と操作パネル（◉2章-2）	11			
図 2-5	高域遮断フィルタの影響（◉2章-2）	12			

3章　脳波のモンタージュ（導出法）　　16

1	基準電極導出法	16	4	発生源導出法	17
2	双極導出法	16	図 3-1	導出法の違い	18
3	平均電位基準法	16	図 3-2	基準電極導出法と双極導出法の違い -1	19
			図 3-3	基準電極導出法と双極導出法の違い -2	20

4章　耳朶の活性化　　21

図 4-1	耳朶基準による左側頭葉てんかんの脳波（◉4章-1）	22	図 4-7	耳朶基準による左側頭部徐波の脳波 -1（◉4章-2）	28
図 4-2	Cz基準による左側頭葉てんかんの脳波（◉4章-1）	23	図 4-8	耳朶基準による左側頭部徐波の脳波 -2（◉4章-2）	29
図 4-3	双極導出（縦）による左側頭葉てんかんの脳波（◉4章-1）	24	図 4-9	双極導出による左側頭部徐波の脳波 -1（◉4章-2）	30
図 4-4	双極導出（横）による左側頭葉てんかんの脳波（◉4章-1）	25	図 4-10	双極導出による左側頭部徐波の脳波 -2（◉4章-2）	31
図 4-5	左側頭葉てんかんの棘波の頭皮上分布（◉4章-1）	26	図 4-11	Cz基準による左側頭部徐波の脳波（◉4章-2）	32
図 4-6	平均電位基準法による左側頭葉てんかんの脳波（◉4章-1）	27	図 4-12	A2基準による左側頭部徐波の脳波（◉4章-2）	33

5章　アーチファクト　　34

図 5-1	交流雑音の混入（◉5章-1）	35	図 5-8	心電図の混入 -3（◉5章-5）	42
図 5-2	眼球運動	36	図 5-9	筋電図の混入（◉5章-6）	43
図 5-3	垂直眼球運動（◉5章-2）	37	図 5-10	電極のアーチファクト（electrode pop）-1（◉5章-7）	44
図 5-4	水平眼球運動（◉5章-3）	38	図 5-11	電極のアーチファクト（electrode pop）-2（◉5章-7）	45
図 5-5	瞬目の混入（◉5章-4）	39			
図 5-6	心電図の混入 -1（◉5章-5）	40			
図 5-7	心電図の混入 -2（◉5章-5）	41			

6章　優位律動のみかた　　46

図 6-1	記録開始直後の脳波（◉6章-1）	47	図 6-4	優位律動の分布（◉6章-1）	50
図 6-2	音刺激後の脳波（◉6章-1）	48	図 6-5	開眼による優位律動の抑制（◉6章-1）	51
図 6-3	覚醒脳波（◉6章-1）	49			

7章　正常自然睡眠脳波　　52

図 7-1	睡眠1期 - ウトウト状態（◉7章-1）	53	図 7-4	K複合 - 睡眠2期（◉7章-1）	56
図 7-2	頭蓋頂鋭一過波 - 睡眠1期（◉7章-1）	54	図 7-5	入眠時過同期（◉7章-2）	57
図 7-3	紡錘波 - 睡眠2期（◉7章-1）	55	図 7-6	頭蓋頂鋭一過波（小児）（◉7章-2）	58

v

8章 賦活法 59

1 賦活法の意義	59	図 8-2 過呼吸1分（🔊8章-1） 62
2 過呼吸	59	図 8-3 過呼吸2分（🔊8章-1） 63
3 光刺激	59	図 8-4 過呼吸3分（🔊8章-1） 64
4 睡　眠	60	図 8-5 過呼吸終了後1分（🔊8章-1） 65
図 8-1 過呼吸開始（🔊8章-1）	61	図 8-6 光刺激（3 Hz）（🔊8章-2） 66
		図 8-7 光刺激（12 Hz）（🔊8章-2） 67

第二部 応用編 69

9章 優位律動の異常 70

図 9-1 優位律動の徐波化（🔊9章-1）	71	図 9-4 優位律動の分布（双極導出）（🔊9章-3） 74
図 9-2 優位律動の左右差（🔊9章-2）	72	図 9-5 開眼による優位律動の抑制低下
図 9-3 優位律動の分布（基準電極導出）		（🔊9章-4） 75
（🔊9章-3）	73	図 9-6 光刺激（9 Hz）（🔊9章-5） 76

10章 賦活法による異常 77

1 過呼吸	77	図 10-5 過呼吸中の突発波-1（🔊10章-3） 82
2 光刺激	77	図 10-6 過呼吸中の突発波-2（🔊10章-4） 83
3 睡　眠	77	図 10-7 過呼吸中の突発波-3（🔊10章-4） 84
図 10-1 光突発反応-1（🔊10章-1）	78	図 10-8 再徐波化-過呼吸開始（🔊10章-5） 85
図 10-2 光突発反応-2（🔊10章-1）	79	図 10-9 過呼吸開始後1分（🔊10章-5） 86
図 10-3 光突発反応-3（🔊10章-2）	80	図 10-10 過呼吸中止後30秒（🔊10章-5） 87
図 10-4 光突発反応-4（🔊10章-2）	81	図 10-11 過呼吸中止後4分30秒（🔊10章-5） 88
		図 10-12 軽睡眠中の突発波（🔊10章-6） 89

11章 正常亜型と偽性てんかん波 90

図 11-1 睡眠時後頭部陽性鋭一過波-1（🔊7章-1） 91		図 11-9 6 Hz 棘徐波（FOLD）（🔊11章-6） 99
図 11-2 睡眠時後頭部陽性鋭一過波-2（🔊7章-1） 92		図 11-10 6 Hz 棘徐波（WHAM）（🔊11章-7） 100
図 11-3 ミュー波-1（🔊11章-1）	93	図 11-11 律動性中側頭部放電（🔊11章-8） 101
図 11-4 ミュー波-2（🔊11章-1）	94	図 11-12 ウィケット棘波（🔊11章-9） 102
図 11-5 若年者後頭部徐波（🔊11章-2）	95	図 11-13 ブリーチリズム（🔊11章-10） 103
図 11-6 徐α異型（🔊11章-3）	96	図 11-14 SREDA-1（🔊11章-11） 104
図 11-7 小鋭棘波（🔊11章-4）	97	図 11-15 SREDA-2（🔊11章-11） 105
図 11-8 14 & 6 Hz 陽性棘波（🔊11章-5）	98	

12章 てんかん 106

1 てんかんの定義	106	図 12-7 若年ミオクロニーてんかん（🔊12章-2）
2 てんかん重積状態	106	114
図 12-1 てんかんの病型とてんかん波発現パターン		図 12-8 前頭葉てんかん（🔊12章-3） 115
107		図 12-9 側頭葉てんかん（🔊12章-4） 116
図 12-2 てんかん発作と関連する脳の局所症状		図 12-10 側頭葉てんかんの二次性全般化
パターン 108		（🔊12章-5） 117
図 12-3 棘徐波複合の波形の変動性 110		図 12-11 後頭葉てんかん（🔊12章-6） 118
図 12-4 欠神発作の3 Hz spike and wave		図 12-12 非けいれん性てんかん重積状態-開始
（🔊10章-4） 111		（🔊12章-7） 119
図 12-5 小児良性ローランドてんかん-1		図 12-13 非けいれん性てんかん重積状態-拡延
（🔊12章-1） 112		（🔊12章-7） 120
図 12-6 小児良性ローランドてんかん-2		図 12-14 非けいれん性てんかん重積状態-全般化
（🔊12章-1） 113		（🔊12章-7） 121

Contents

13章 徐波のみかた　　122

1 脳波の感度　122
2 局所性脳病変と脳波異常パターン　122
図 13-1　脳病巣と脳波異常の模式図　123
図 13-2　FIRDA-1　（🔊13 章-1）　124
図 13-3　FIRDA-2　（🔊13 章-2）　125

図 13-4　PPDA-1　（🔊13 章-3）　126
図 13-5　PPDA-2　（🔊13 章-3）　127
図 13-6　PPDA-3　（🔊13 章-3）　128
図 13-7　PPDA-4　（🔊13 章-3）　129
図 13-8　PPDA-5　（🔊13 章-3）　130
3 徐波の解釈　131

14章 神経変性疾患　　132

1 変性疾患の病理と脳波　132
2 大脳基底核疾患の脳波　132
3 認知症の脳波　133
4 認知症における定量的脳波解析　134
表 14-1　Grand Total EEG Score　135
図 14-1　アルツハイマー病の脳波 -1（🔊14 章-1）　136
図 14-2　アルツハイマー病の脳波 -2（🔊14 章-1）　137

図 14-3　アルツハイマー病の脳波 -3（🔊14 章-1）　138
図 14-4　レビー小体型認知症の脳波 -1（🔊14 章-2）　139
図 14-5　レビー小体型認知症の脳波 -2（🔊14 章-2）　140
図 14-6　レビー小体型認知症の脳波 -3（🔊14 章-2）　141

15章 びまん性脳症と意識障害　　143

1 脳症と脳波異常　143
表 15-1　びまん性脳障害の病因分類　143
2 意識障害　144
図 15-1　軽度脳症の脳波　145
図 15-2　中等度脳症の脳波 -1　146
図 15-3　中等度脳症の脳波 -2　147
図 15-4　中等度脳症の脳波 -3　148
図 15-5　重度脳症の脳波 -1　149
図 15-6　重度脳症の脳波 -2　150
3 昏睡時にみられる特殊な脳波パターン　151
図 15-7　α 昏睡（🔊15 章-1）　152
図 15-8　β 昏睡　153
図 15-9　θ 昏睡　154
図 15-10　δ 昏睡　155
図 15-11　紡錘波昏睡　156

図 15-12　群発・抑制パターン（🔊15 章-2）　157
図 15-13　電気的脳無活動 -1（🔊15 章-3）　158
図 15-14　電気的脳無活動 -2（🔊15 章-3）　159
4 周期性脳波パターン　160
図 15-15　PLEDs（🔊15 章-4）　161
図 15-16　BiPLEDs　162
図 15-17　PSD（🔊15 章-5）　163
図 15-18　SSPE（🔊15 章-6）　164
5 びまん性脳障害　165
図 15-19　三相波（🔊15 章-7）　167
図 15-20　中毒性脳症 -1（🔊15 章-8）　168
図 15-21　中毒性脳症 -2（🔊15 章-9）　169
図 15-22　代謝性・無酸素性脳症（🔊15 章-10）　170
図 15-23　辺縁系脳炎（🔊15 章-11）　171
図 15-24　NMDA 受容体抗体脳炎　172

16章 セルフラーニング　　174

図 16-1　脳波判読の流れ　174
1 所見のまとめ　175
2 総合判定　175
3 脳波判読での pitfalls　175
4 セルフラーニング開始にあたって　176
図 16-2　初級編 -1（🔊16 章-1）　177
図 16-3　初級編 -2（🔊16 章-2）　178
図 16-4　初級編 -3（🔊16 章-3）　179
図 16-5　初級編 -4（🔊16 章-4）　180
図 16-6　初級編 -5（🔊16 章-5）　181
図 16-7　中級編 -1（🔊16 章-6）　182
図 16-8　中級編 -2（🔊16 章-7）　183
図 16-9　中級編 -3（🔊16 章-8）　184

図 16-10　中級編 -4（🔊16 章-9）　185
図 16-11　中級編 -5（🔊16 章-10）　186
図 16-12A　上級編 -1（🔊16 章-11）　187
図 16-12B　上級編 -1 続き　188
図 16-13A　上級編 -2（🔊16 章-12）　189
図 16-13B　上級編 -2 続き　190
図 16-14A　上級編 -3（🔊16 章-13）　191
図 16-14B　上級編 -3 続き　192
図 16-15A　上級編 -4（🔊16 章-14）　193
図 16-15B　上級編 -4 続き　194
図 16-16A　上級編 -5（🔊16 章-15）　195
図 16-16B　上級編 -5 続き　196
解答　197

索　引　　200

付属ディスクの使用方法

1. 付属ディスクを再生するパソコンにセットします．

『DotNetChecker.exe の実行』 をクリックしてください．

（パソコンの動作環境によって，セット後すぐにプログラムが実行される場合がございます．また，動作環境によって起動に時間がかかる場合がございます）

2. ①脳波データ一覧から再生する脳波データを選択して②『Review』をクリックし，再生画面を表示します．

（パソコンの動作環境によってデータの読み込みに時間がかかる場合がございます）

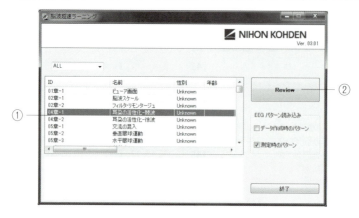

3. 再生画面（下図）の操作方法については「第1章　デジタル脳波計の操作法（P.2）」を参照してください．

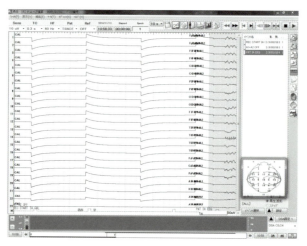

注1 再生画面で変更した設定は保持されません．次回起動時は元の状態に戻ります．

付属ディスクの使用方法

注2 お手持ちのパソコンがデスクトップ型かノート型か，また液晶画面の大きさやその解像度により，表示画面が変わります．本文の図と印象が異なる場合がありますので，ご注意ください．特に表示時間の設定（下記）は，重要なのでご確認ください．

注3 脳波は1秒の表示が3cmと決まっています．1頁の表示時間を10sか15sにすると約3cmとなります．ただし，正確に3cm/秒にするには下記の設定が必要です．

① 1頁表示時間をUserにセットします．
② メニューの表示（V）を選択し，プルダウンメニューから表示コントロールを選択します．

③ 表示時間，振幅調整 をクリックすると左下の表示が出ます．水色のカーソルを動かして表示時間を3cmになるようにします（右下図）．アナログなやり方ですが画面に定規を当て，きちんと測って3cmにしてください．

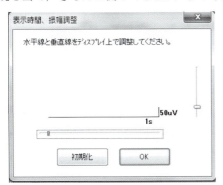 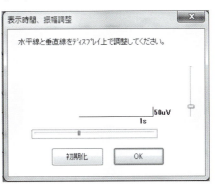

付属ディスクの使用方法

注4 16章-3は他施設のデータです．ファイルを再生したら，表示（V）→表示コントロールをクリックして赤丸の2ヵ所を変更してください．「チャネルコメントを表示する」は☑を外し，「再生時の表示条件を保持する」に☑を入れてください．そうするとカラー表示せず，九州大学のモンタージュを読み込みます．

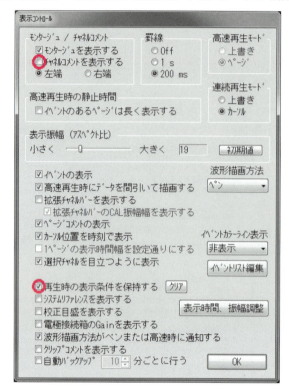

注意事項 – 動作環境について

付属ディスクを閲覧するには，以下の動作環境のパソコンが必要です．

《対応OS》
・Windows XP SP2 以上

　　　Windows XP Professional SP2, SP3 32 bit
・Windows 7

　　　Windows 7 Professional 32bit/64 bit
・Windows8

　　　Windows8.1 Professional 32/64 bit
・Windows10

　　　Windows10 Pro 32/64 bit

第一部

基 礎 編

第一部 基礎編

1章 デジタル脳波計の操作法

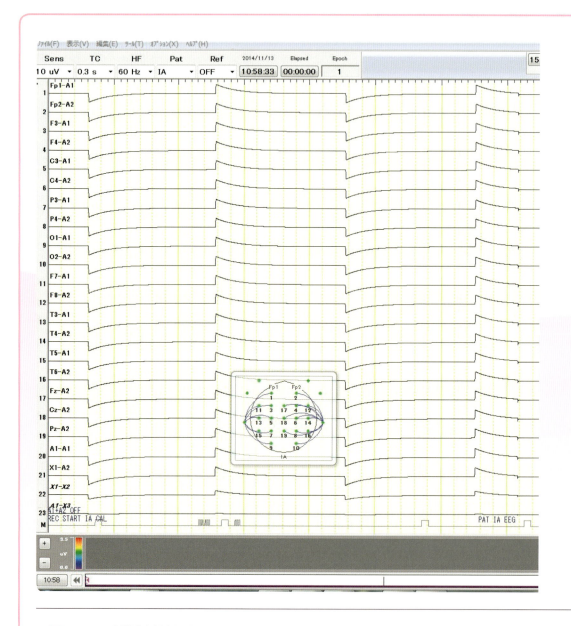

図 1-1 ■ 脳波判読画面の1頁目

テーマ ビューア画面に慣れる（◎1章-1を読み出してください）

解説 デジタル脳波計の操作に慣れる必要があります．デフォルトでは，左上のPatがTRACEになっています．プルダウンメニューからIAを選ぶとこのような画面になります．左

1章 デジタル脳波計の操作法

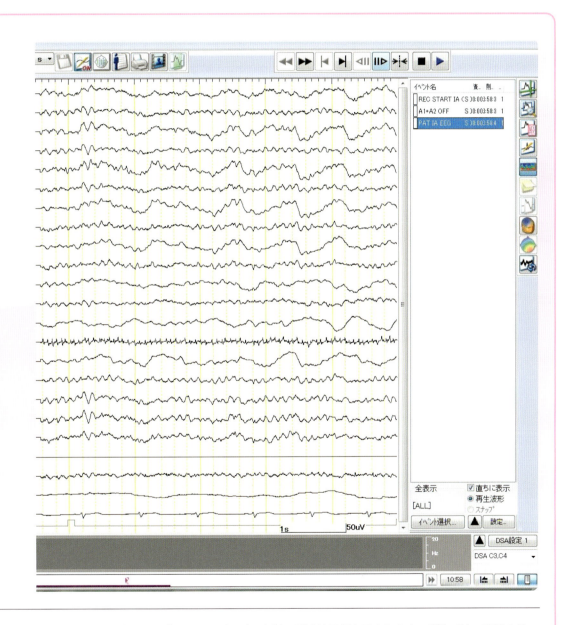

側に較正信号（キャリブレーション）が，右側に脳波波形が表示されます．脳波では，記録の前後で必ず較正信号を入れる取り決めになっています．一番左上にはファイル（F），表示（V），編集（E），ツール（T），オプション（X），ヘルプ（H）のメニューがあり，次の段にSens，TC，HF，Pat，Refの表示があります．以降，これらのメニューの内容について説明します．
※パソコンの動作環境などにより表示が異なる場合があります．

第一部 基礎編

テーマ プルダウンメニューとアイコンの機能をマスターする（図1-1）

解 説 Sens は sensitivity（感度）の略で，振幅の目安となります．ここでは，10 μV と表示されています．これは，10 μV が波形（振幅）の 1 mm に相当し，5 mm なら振幅が 50 μV になります．TC は time constant（時定数）の略で，0.3 と表示されています．これは，50 μV の信号が 1/e（自然対数の底）に減衰する時間（約 0.3 秒）を示します．時定数は低域遮断フィルタ（low-cut filter）とも呼ばれ，0.3 秒のとき，0.53 Hz 以下の遅い波が除去されます．HF は high-cut filter の略で高域遮断フィルタです．60 Hz と表示されていますので，60 Hz 以上の高周波数成分が除去されます．Pat は pattern の略で，導出モンタージュを表します．TRACE の表示はその施設での測定時モンタージュパターンを意味します．ⅠA を選択した場合，九州大学では，耳朶基準の基準電極導出法となります．それに対応するように，画面の左端に耳朶基準のモンタージュが記されています．Ref は reference（基準電極）の略で，OFF という表示は，pattern ⅠA の基準電極を変更しないという意味です．キャリブレーション波形後半の下段には，10-20 法の電極配置が表示されています．下段のカラーマップは，DSA（density modulated spectral array）と呼ばれています．脳波データの周波数成分の特徴をトレンド表示する機能です．各チャンネルの脳波データを周波数解析し，横軸に時間経過，縦軸に周波数をとり，各周波数のパワーを色で表示することで，測定した脳波全体の周波数成分の変化を視覚的に捉えることができます．この機能は，安静時脳波の優位律動の状態や，睡眠時の脳波の変化，てんかん発作の確認といった場面で有効に活用できます（DVD データ上では判読に直接関係ないので，アイコンをクリックしてはずしてください）．最下段の縦線マーカーはイベント（開眼，閉眼，呼びかけ，過呼吸，光刺激など）の時刻を示します．それに対応するのが，画面右端にあるイベント名でその内容が記載されています．

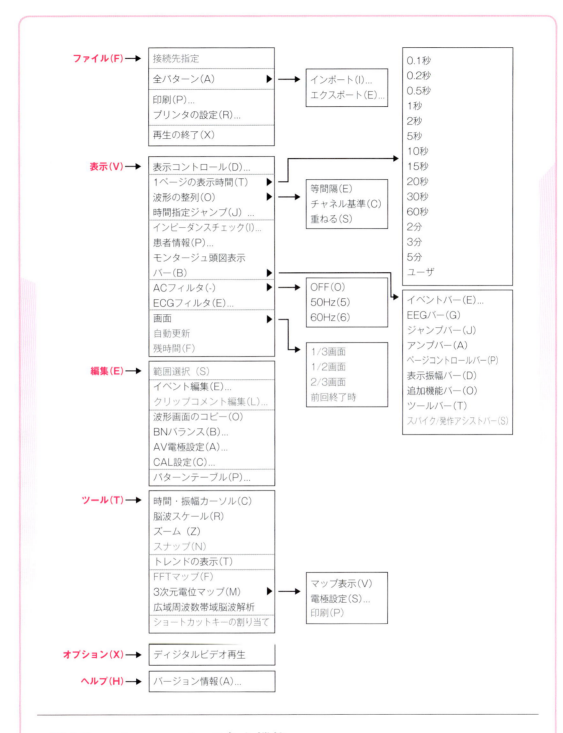

図 1-2 ■ メニューバーの主な機能

テーマ　メニューバー（ファイル（F），表示（V），編集（E），ツール（T），オプション（X），ヘルプ（H））の機能を理解する

解説　このDVDは，読み出し専用ですので，メニューバーの機能は限られています．フローチャートにして機能を俯瞰できるようにしました．

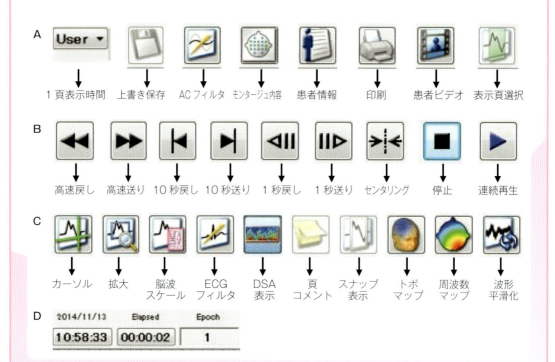

図1-3 ■ 主なアイコンの機能

テーマ 画面の操作法をマスターする

解説 上段中ほどにあるアイコン（A）は，左端の1頁表示時間以外は，脳波判読に直接関係ありません．2段目にあるアイコン（B）は，画面の操作ボタンです．通常は10秒送り（or 戻し）で判読を進めていきます．気になる部分があったら，1秒送り（or 戻し）のボタンをクリックして所見を確認します．図1-1の右端で縦に並んでいるアイコンは説明の都合上，横に並べています（C）．下段は測定時間の表示です（D）．脳波スケールをクリックすると，画面上に脳波スケールが出てきて，対象となる波形の周波数と振幅が計測できます（図2-2参照）．スパイクや徐波のピークに合わせてカーソルで線を引き，トポマップのアイコンをクリックすると頭皮上電位分布をチェックすることができます（図4-5参照）．波形の平滑化のアイコンをクリックすると，波形が滑らかになり，判読しやすくなります．種々の機能が実装されていますが，いつも使う機能の数は限られています．アイコンをクリックしてもビューアが壊れることはありませんので，いろいろと試してください．なお，図の作成の都合上，アイコンの機能の名称を一部変更していますので，注意してください．

第一部 基礎編

2章 デジタル脳波計の機能

　デジタル脳波計には種々の機能があります．正確な脳波判読には，較正信号（キャリブレーション）の意義をよく理解しておく必要があります．

> **テーマ**　較正信号の意味を理解する（◉1章-1 を読み出してください）
>
> **解　説**　脳波の較正信号について説明します．以下の7つの項目を必ずチェックしてください（図2-1）．

①**紙送りスピード paper speed**：通常は3cm/秒です．較正信号の上に長い目盛りと短い目盛りがあります．長い目盛りと長い目盛りの間が3cmになっているかどうか確認してください．

②**基線 baseline**：基線の揺れがないかどうかをみます．アナログ脳波計では確認が必要ですが，デジタル脳波計では揺れはありません．

③**ペンの配列 pen alignment**：ペンが等間隔に配置され，すべてのペンの配列が頭から揃っているかどうかをみます．これもデジタル脳波計では揃っています．

④**ペンの慣性 damping**：ペン圧が低いとオーバーシュート（ヒゲのように跳ねる），高いとアンダーシュート（先が丸くなる）となります．これもデジタル脳波計ではあり得ません．

⑤**感度 sensitivity**：振幅は$50\mu V/5\,mm$です．Sensが$10\mu V$になっていることを確認してください．

⑥**時定数 time constant（TC）**：低域遮断フィルタです．TCが0.3になっていますので，除去される周波数は0.53Hz以下です．

⑦**高域遮断フィルタ high-cut filter（HF）**：HFをみると60Hzになっていますので，それ以上の周波数の波が除去されます．

第一部 基礎編

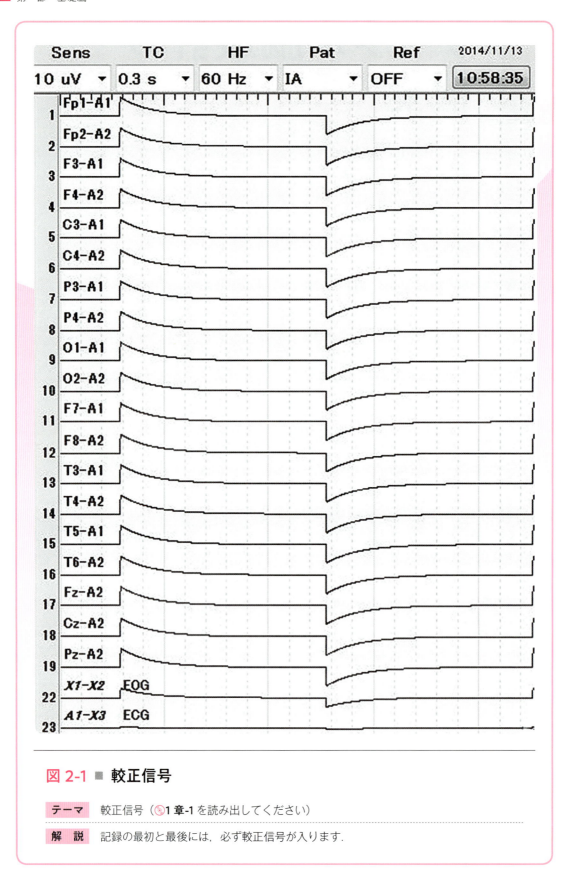

図 2-1 ■ 較正信号

テーマ	較正信号（1章-1を読み出してください）
解説	記録の最初と最後には，必ず較正信号が入ります．

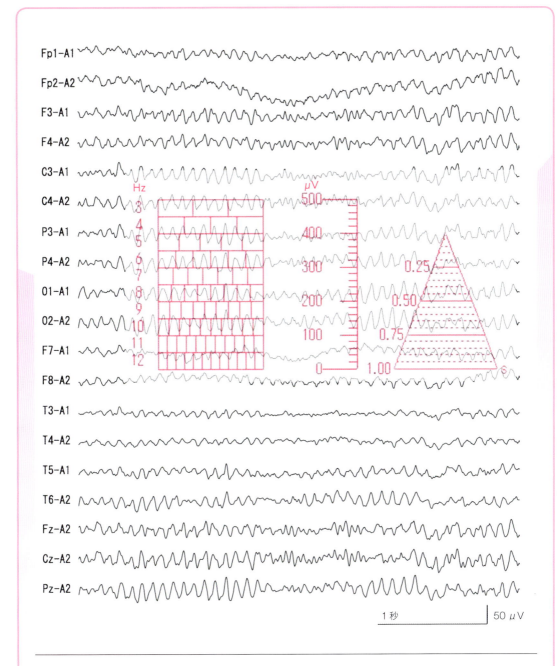

図 2-2 ■ 脳波スケールの使い方 –1

テーマ 脳波スケールの使い方 –1 （2章-1 を読み出してください）

解説 後頭部優位にα波が出現します．（脳波スケールアイコン）をクリックして脳波スケールを表示し，後頭部（O2-A2）にスケールを合わせてください．周波数が約 11 Hz，振幅が 50 μV 前後であることがわかります．

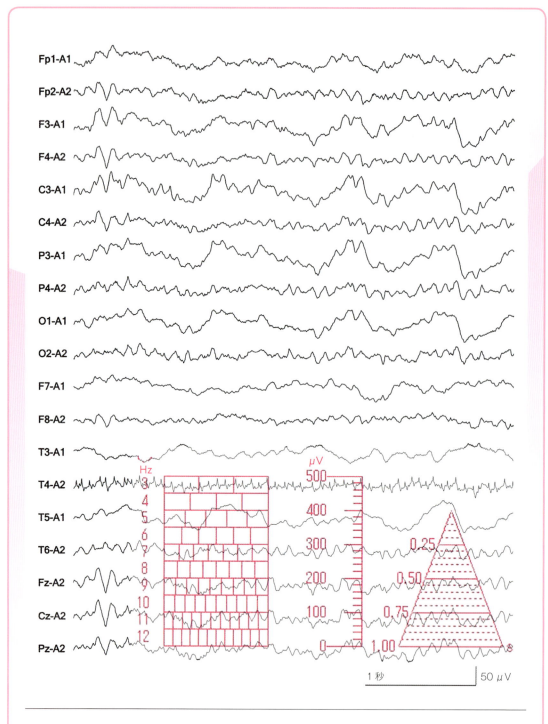

図 2-3 ■ 脳波スケールの使い方 –2

テーマ 脳波スケールの使い方 –2（2章-2 を読み出してください）

解説 時刻を 10：58：41 にしてください．左半球優位に徐波（δ 波）が出現しています．（脳波スケールアイコン）をクリックして脳波スケールを側頭部（T5-A1）に合わせてください．周波数が約 1.5 Hz，振幅が 100 μV 前後であることがわかります．

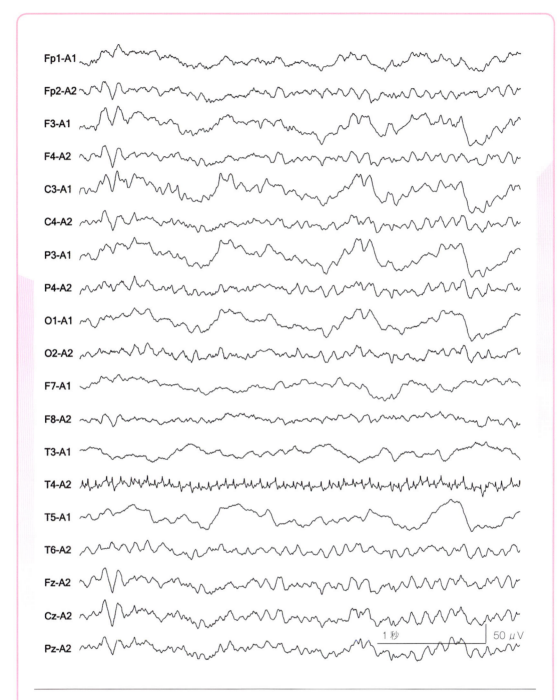

図 2-4 ■ デジタル脳波と操作パネル

テーマ 操作パネルを触って機能を理解する（2章-2を読み出してください）

解説 操作パネル（Sens，TC，HF，Pat，Ref）を触って，次頁以降，この脳波がどう変化するかを体験します．この図にある脳波（時刻10：58：41）を操作に使いますので，画面はそのままにしておいてください．

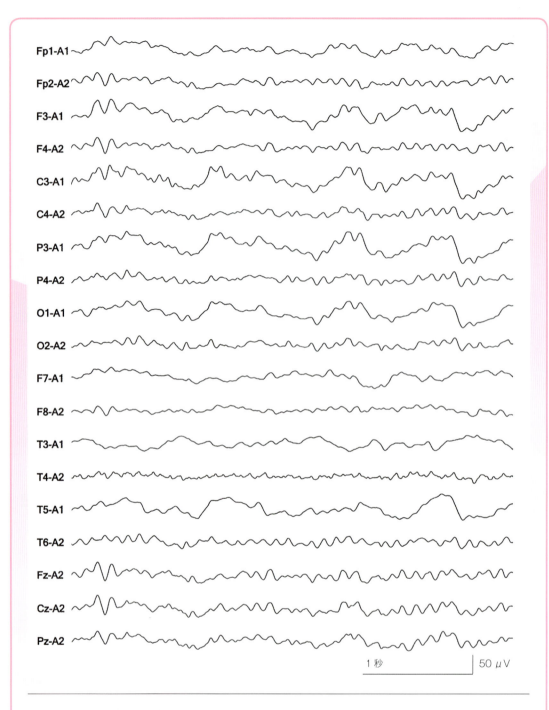

図2-5 ■ 高域遮断フィルタの影響

テーマ 高周波数成分の除去（2章-2を読み出してください）

解説 T4電極には，筋電図のアーチファクトが混入しています（図2-4）．この高周波数成分を除去してみましょう．高域遮断フィルタ（HF）は60Hzになっていますので，プルダウンメニューから15Hzを選んでください．そうするとT4電極のアーチファクトが除去されました．ただし，他の電極の波形からも高周波成分が除去されるので，図2-4に比べると，波形が鈍っています．

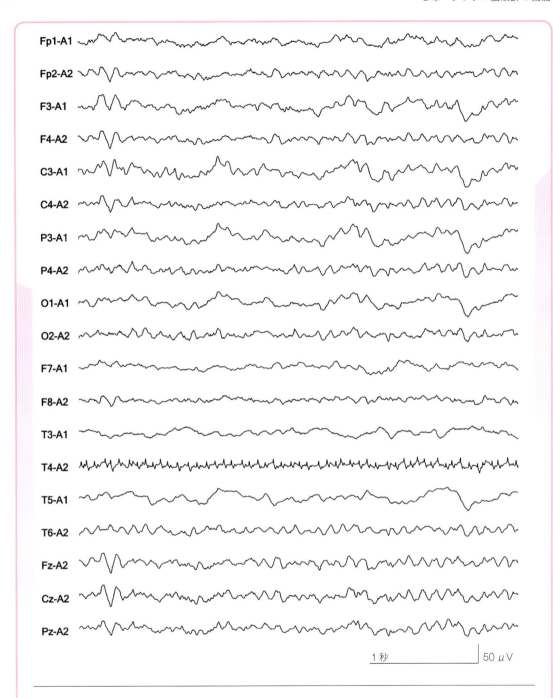

図2-6 ■ 時定数（低域遮断フィルタ）の影響

テーマ 時定数の意味を理解する（◎2章-2を読み出してください）

解　説　この脳波では，左半球全体に高振幅徐波があります（図2-4）．今度は時定数（TC）の影響をみます．HFは60Hzに変えてください．TCは0.3sになっていますので，プルダウンメニューから0.1sを選んでください．高振幅徐波の振幅が低下します．0.1秒の時定数では，1.59Hz以下の波が除去されるので，このような遅いδ波は，影響を受けるのです．よって，TCは0.3に設定されています．T4のアーチファクトはTCの影響を受けないことに注目してください．その理由はわかりますね．

第一部 基礎編

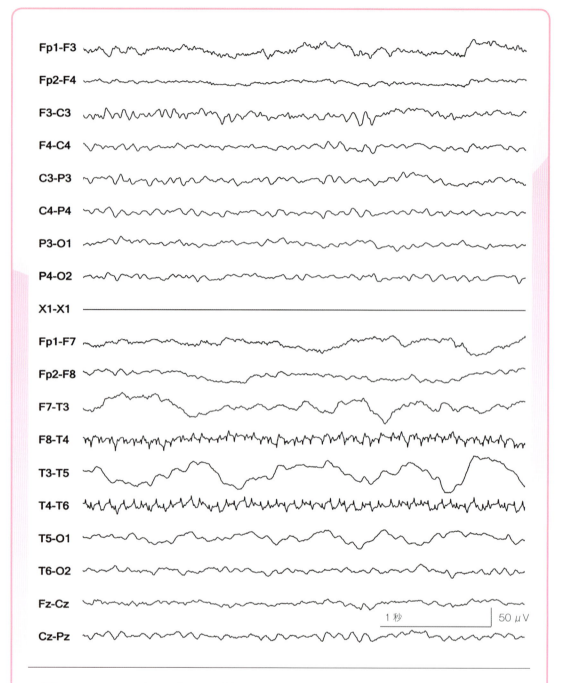

図 2-7 ■ モンタージュの影響 –1

テーマ リモンタージュ機能を理解する –1 （2章-2 を読み出してください）

解説 この脳波では，左半球全体に高振幅徐波があります（図 2-4）．これが，左半球に全般性に出現しているのかを双極導出にして，確かめてみます．PatはⅠAになっていますので，ⅢAに変えてください．これは，縦の双極導出です（図 3-1 参照）．そうすると左傍矢状部の電極には徐波がみえず，左前側頭部の電極に徐波がみえます．

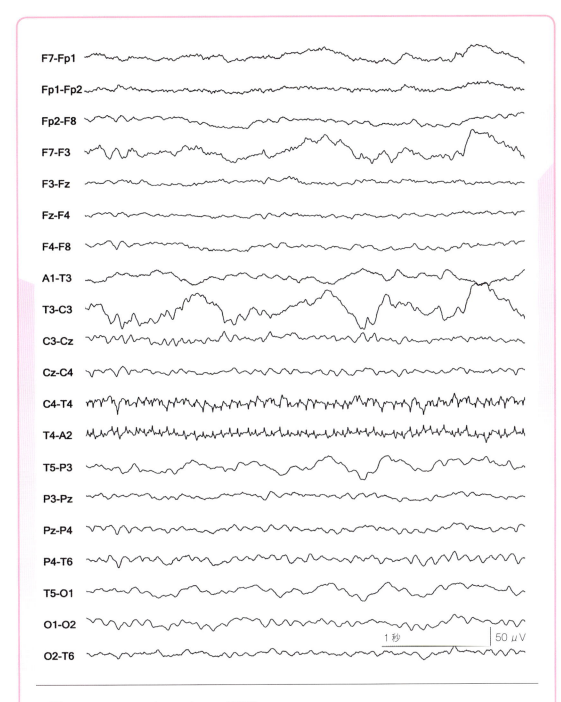

図 2-8 ■ モンタージュの影響 -2

テーマ リモンタージュ機能を理解する -2（2章 -2 を読み出してください）

解 説 次に Pat を Ⅳ A に変えてください．これは，横の双極導出です（図 3-1 参照）．そうすると縦のモンタージュと同様に傍矢状部の電極には徐波がみえず，左前側頭部の電極に徐波がみえます．これは，<u>耳朶の活性化</u>を示します．3，4章で詳しく解説しますので，<u>耳朶基準だけでなく，双極導出を使って判読する</u>ということだけ覚えておいてください．

第一部　基礎編

3章 脳波のモンタージュ（導出法）

　一般に用いる導出法は，基準電極導出法と双極導出法です．それぞれの特徴を理解した上で，脳波判読を行います．

1 基準電極導出法 referential derivation

　電気的活動源に近い頭皮上の活性電極（G1）と電気的に不活性と考えられる耳朶（G2）を基準にしてその電位差を記録します．活性電極の下にある限局した脳の電位変動の絶対値に近いものが記録できるため，全般性脳波異常や左右差の検出に向いています．注意すべき点は，ヒトの身体は電導体のため，耳朶に近い側頭部の電位（側頭葉てんかんの棘波，後頭部のα波）を拾うことがしばしば起こることです．

2 双極導出法 bipolar derivation

　頭皮上の2ヵ所の活性電極（G1，G2）をつなぎ，その電位差を記録する方法です．ともに活性電極であるため，G1，G2の電位の関係により，波形が歪み，正確な電位分布の判定が困難なことがあります．しかし，**位相逆転 phase reversal** により焦点性異常の判定が容易です．位相逆転とは，1つの波（例えば焦点性棘波）を隣接する2つの双極導出で記録すると，その2つの記録で，波の極性が反対方向になることをいいます．双極導出は，局在性脳波異常の検出に適しています．なお，G1とG2の電位が等しい場合は，変化は互いに打ち消され，平坦な脳波となります．波形が見えないから脳波がないと勘違いしないようにしてください（図 3-2 参照）．

3 平均電位基準法 average potential reference（AV）

　AV法は全電極から導出した脳波電位の平均値を基準とします．通常，開閉眼によって大きな電位が混入するFp1とFp2と耳朶を結合から除外します．活性化しやすい耳朶電極を使用しなくてすむ，脳波異常の局在を比較的明確に示しうるという利点があります．しかし，どれか1つの電極に大きな入力（アーチファクト）が混入したり，ある程度広がりをもった高振幅の電位があると，全導出に影響しますので，注意してください．

発生源導出法 source derivation（SD）

　SD法は，ある電極から導出される電位のうち，この電極を取り囲む周囲の他の部位から波及する電位成分を相殺することにより，その電極直下の成分だけを的確に信号／ノイズ比よく検出しようとする方法です．基準電極が各電極の近傍の電極の電位の平均値になるので，狭い範囲に局在する脳波所見の検出には最も優れています．しかし，基準電極に関する仮説や重みづけなど人為的要素が加わるので，生理学的解釈には注意を要します．また，振幅が小さくなる欠点があります．

　図3-1に基準電極導出と双極導出のモンタージュ（九州大学で使用）を示します．①は波形の1チャンネル目，②は2チャンネル目を意味します．ⅠAの①はFp1電極と左耳朶電極（A1）の電位差，②はFp2電極と右耳朶電極（A2）の電位差となります．ⅢAの①はFp1電極とF3電極の電位差，②はFp2電極とF4電極の電位差となります．同様に③はF3電極とC3電極の電位差，④はF4電極とC4電極の電位差となります．このように隣接する電極を連結した誘導が双極導出です．

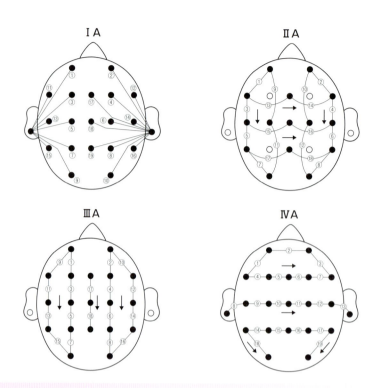

図 3-1 ■ 導出法の違い

テーマ モンタージュ（導出法）の原理を理解する

解説 九州大学で使用されている導出法は，耳朶を基準とする基準電極導出（ⅠA）と連結双極導出（ⅡA，ⅢA，ⅣA）です．場合によっては，平均電位基準法（AV），CzやPzを基準にした導出も使います．施設によって導出法が異なるため，判読に戸惑われる方もおられるはずです．「習うより慣れろ」で，頭の体操をしながら，導出法の特徴を掴んでください．

ⅠAは耳朶を基準とする基準電極導出です．前述したように，耳朶はてんかん棘波や後頭部のα波を拾いやすく（耳朶の活性化），電位がゼロになるということはありません．よく単極導出 monopolar derivation と呼ぶ人がいますが，耳朶の電位はゼロではないので，基準電極導出 referential derivation という用語が適切です．双極導出 bipolar derivation は，頭皮上2ヵ所の電極を連結してその電位差を記録します．ⅡAの特徴は，電極を1個飛ばして，側頭部や前頭部の電位差を大きくすることで，徐波を検出しやすくしていることです．特に側頭部の小さな徐波を見つけることができます．ⅢAは縦の導出法でバナナと呼ばれ，どの施設でも使われています．ⅣAは横方向の導出です．耳朶と連結しているので，側頭葉てんかんのときに有用です．

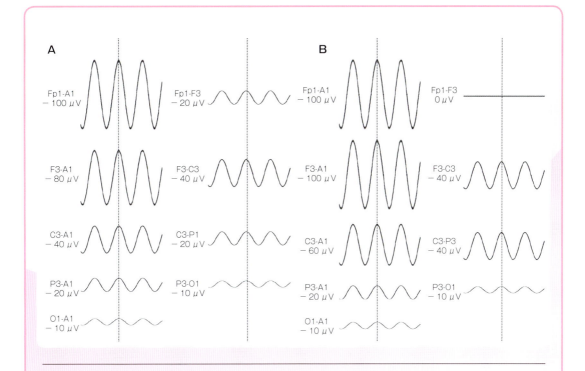

図 3-2 ■ 基準電極導出法と双極導出法の違い −1

テーマ 基準電極導出と双極導出の違いを理解する −1

解説 左耳朶(A1)の電位をゼロとして，Fp1, F3, C3, P3, O1 にそれぞれ−100 μV，−80 μV，−40 μV，−20 μV，−10 μV の脳波（サイン波でシミュレーション）分布があったとします（A 左）．これを連結して双極導出にすると，電極間の電位差に応じて波形が変化します（A 右）．Fp1 に最大の振幅があるのに，Fp1-F3 より F3-C3 で振幅が最大となっています．これは，脳波が引き算のためです．この際，位相（点線部）が変わらないことに注意してください．次に Fp1, F3, C3, P3, O1 にそれぞれ −100 μV，−100 μV，−60 μV，−20 μV，−10 μV の脳波があったとします（B 左）．これを連結して双極導出にすると，Fp1 と F3 は等電位なので，Fp1-F3 で波形が見えなくなります．しかし，位相（点線部）は変わりません．つまり，双極導出で，あるピークの位相が同位相なら，端の電極（Fp1）に最大電位があることを示しています．これを "end of chain phenomenon" と呼びます．連結した双極導出で，位相が同位相の場合は，電位の最大が端の電極にあることをよく理解してください．これと対照的な現象が位相逆転です．この意味は次の図 3-3 で説明します．

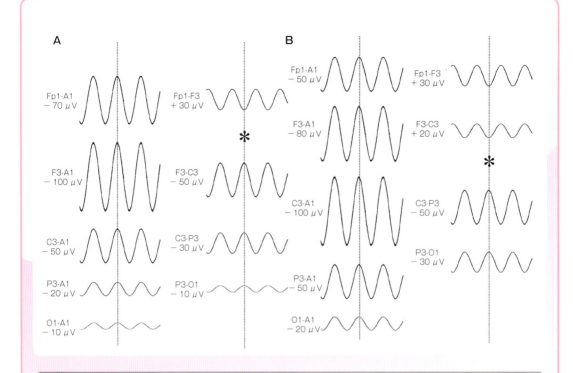

図 3-3 ■ 基準電極導出法と双極導出法の違い −2

テーマ 基準電極導出と双極導出の違いを理解する −2

解説 図 3-2 とは異なる脳波の電位分布を設定しました．左耳朶（A1）の電位をゼロとして，Fp1，F3，C3，P3，O1 にそれぞれ−70 μV，−100 μV，−50 μV，−20 μV，−10 μV の脳波があったとします（A 左）．これを連結して双極導出にすると，電極間の電位差に応じて波形が変化し（A 右），Fp1-F3 と F3-C3 で位相（点線部）が逆転しています（＊）．これを位相逆転 phase reversal と呼びます．位相逆転は，位相逆転に絡む F3 電極に最大電位があることを示し，耳朶基準でも F3 が最大電位であることに一致します．次に Fp1，F3，C3，P3，O1 にそれぞれ−50 μV，−80 μV，−100 μV，−50 μV，−30 μV の脳波があったとします（B 左）．これを連結して双極導出にすると，F3-C3 と C3-P3 で位相（点線部）が逆転しています（＊）．このことから，C3 に最大電位があることがわかります．以上より，<u>連結した双極導出で位相逆転があると，位相逆転に絡む電極に電位の最大があるということがわかります</u>．脳波は引き算のため，双極導出にすると振幅が小さくなり，耳朶基準と異なる波形を示します．この波形の歪みには気を取られずに，双極導出の場合は，位相逆転の有無をよく観察してください．

第一部 基礎編

4章 耳朶の活性化

　ヒトの身体は電気を通しやすい（容積導体）ので，耳朶を含む頭皮上の電極は，近接する電極の電場に影響されます（容積伝導）．耳朶は，側頭部や後頭部に近いため，容積伝導の影響を顕著に受けます．これを**耳朶の活性化**といいます．この章では，側頭部の棘波や徐波を例にとり，いかに耳朶がそれらの電位の影響を受けやすいかということを順を追って解説します．耳朶の活性化が疑われたときは，モンタージュを双極導出に変更して，所見を判読し直します．

　大事なことは，モンタージュを変えても，脳波所見は一致することです．側頭葉てんかんで耳朶の活性化が起これば，それに対応した所見が双極導出で捕捉できるはずです（**図4-1〜4**）．

第一部 基礎編

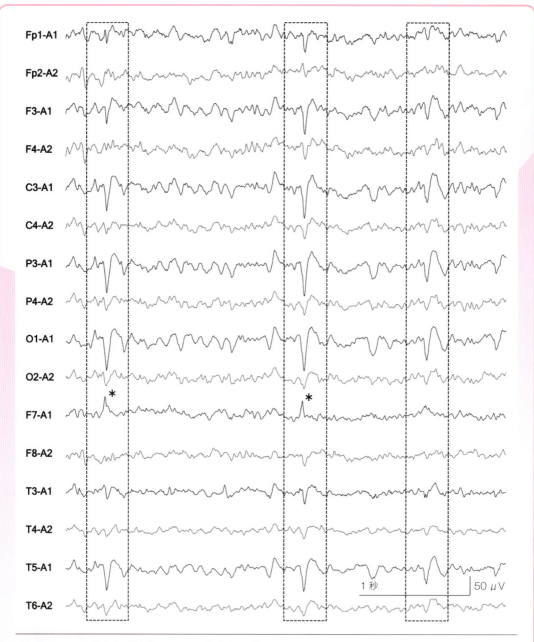

図 4-1 ■ 耳朶基準による左側頭葉てんかんの脳波

テーマ　側頭葉てんかんによる耳朶の活性化-1（4章-1を読み出してください）

解説　耳朶基準による左側頭葉てんかんの脳波です．Pat をIAに変えてください．一見すると左半球に陽性棘波が出現しています．この所見を，「陽性棘波が右半球に全般的に出現」と読む人がいます．しかし，よく見るとF7に陰性棘波があります（＊）．経験のある脳波判読医は，これだけで左の耳朶が側頭部の棘波を拾って，陰性となっていると判断します．陰性を基準にしているので，元々電位のないC3，P3，O1電極に陽性電位がみえるのです（**脳波は引き算**）．いわば影をみているのです．耳朶が活性化されているという根拠を，モンタージュを変えながら，説明していきます．

（国際医療福祉大学神経内科　赤松直樹先生のご厚意による）

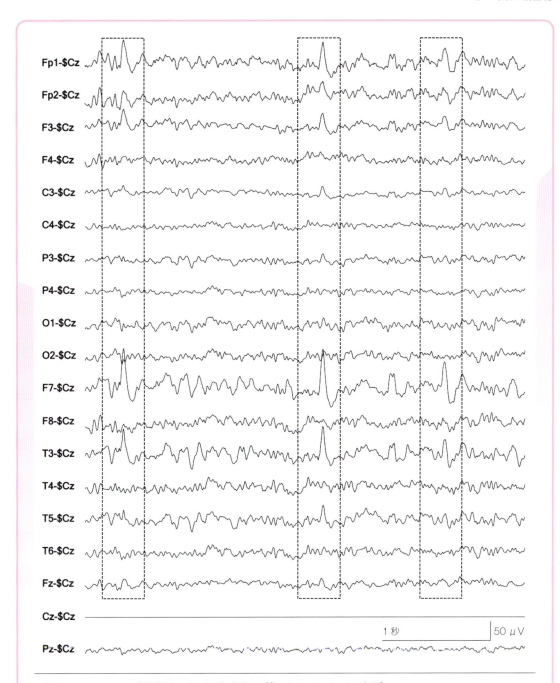

図 4-2 ■ Cz 基準による左側頭葉てんかんの脳波

テーマ 側頭葉てんかんによる耳朶の活性化-2 (4 章-1 を読み直してください)

解説 側頭葉から比較的離れた Cz を基準にしました (Pat は I A にし，Ref を Vx に変えてください). 図 4-1 とはまったく異なる脳波になり，棘波の左右差が明らかです. 脳波は引き算なので，モンタージュが変わると，波形のみえ方が変わります. 波形の変化は気にせず，棘波の電位分布を見るようにしましょう. F7 で最大の陰性棘波があることがよくわかります. 通常は，このようなモンタージュは使わず，耳朶の活性化を疑うときは，次頁の双極導出を使って，位相逆転の有無でてんかん焦点を決定します.

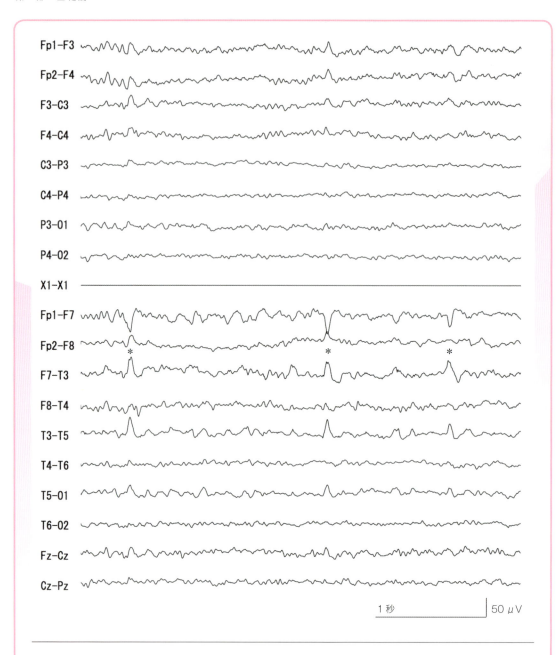

図 4-3 ■ 双極導出（縦）による左側頭葉てんかんの脳波

テーマ 側頭葉てんかんによる耳朶の活性化-3（4章-1を読み出してください）

解説 縦の双極導出にしました（PatをⅢAに変えてください）．図 4-1, 4-2 とはまったく異なる脳波になりました．位相逆転があり（＊），F7 に焦点があることが分かります．このモンタージュだけでは，棘波の頭皮上分布は決められません．横の双極導出で位相逆転の有無をみることになります（次頁）．

4章　耳朶の活性化

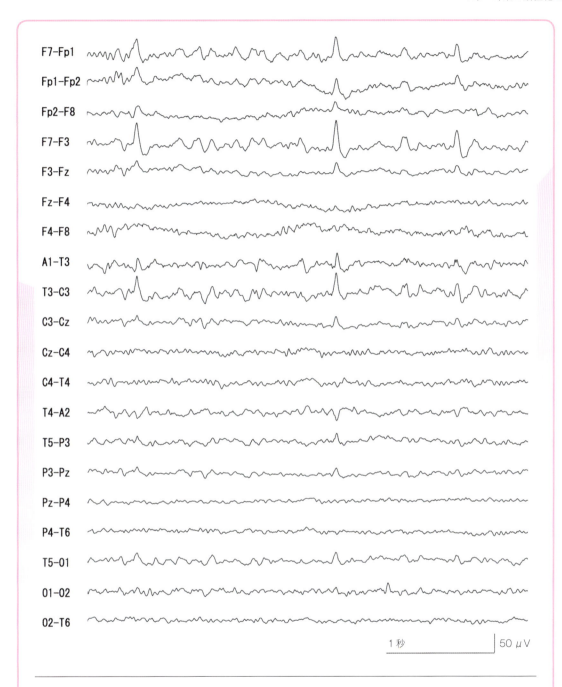

図 4-4 ■ 双極導出（横）による左側頭葉てんかんの脳波

テーマ　側頭葉てんかんによる耳朶の活性化 -4（◎4 章-1 を読み出してください）

解説　横の双極導出にしました（Pat を Ⅳ A に変えてください）．図 4-3 とは異なり，位相逆転がありません．F7 の方が T3 に比べてより陰性なので，位相が逆転しないのです（**end of chain phenomenon**）．ここで注意してもらいたいのは，A1-T3 の電位が陰性であることです．これは，左耳朶が T3 より陰性の度合いが強いことを示しています．頭皮上マッピングの機能を使って，棘波の分布をみて，所見を確認します（次頁）．

25

第一部 基礎編

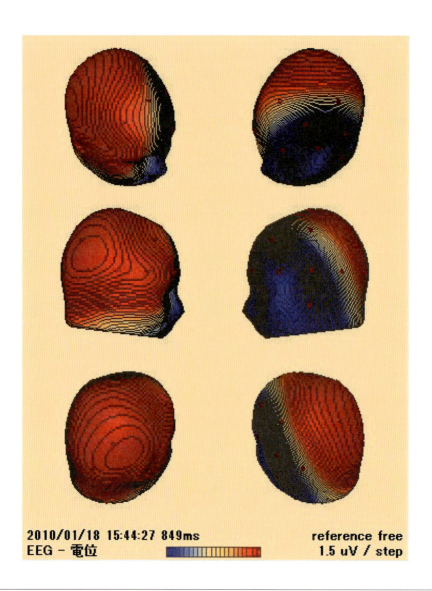

図 4-5 ■ 左側頭葉てんかんの棘波の頭皮上分布

テーマ　側頭葉てんかんによる耳朶の活性化 -5（4 章-1 を読み出してください）

解説　位相逆転のある波形にマウスを持っていき，ダブルクリックしてそこに計測線を引きます．頭皮上マップの　　（トポマップアイコン）をクリックすると，このトポグラフィーが作成できます．左耳前側頭部に陰性棘波の最大分布を認めます．

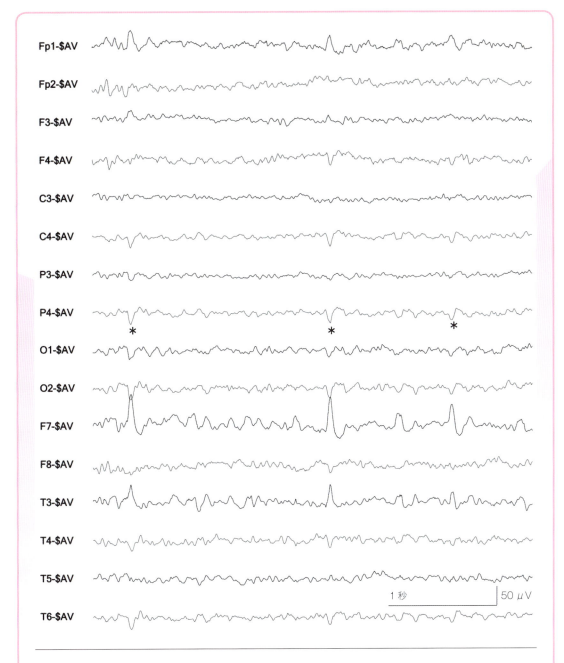

図 4-6 ■ 平均電位基準法による左側頭葉てんかんの脳波

テーマ 側頭葉てんかんによる耳朶の活性化 -6（ 4章-1 を読み出してください）

解説 てんかんの焦点を決めるために，平均電位基準（AV）を用いることがあります（PatをⅠAにし，次にRefをAVに変えてください）．注意しておかなければならないのは，全電極の電位を平均しても，この症例のように棘波の陰性電位が大きいと，平均電位がゼロにならないことです．この図の＊は，AVが陰性電位（約40μV）となっているため，右半球に陽性電位（影）として記録されることを示しています（左半球にもあります）．F7-AVの電位差はF7-Cz（図4-2）よりも小さいことからも，AVがゼロでないことを示しています．脳波における基準電極の重要性を再認識してください．

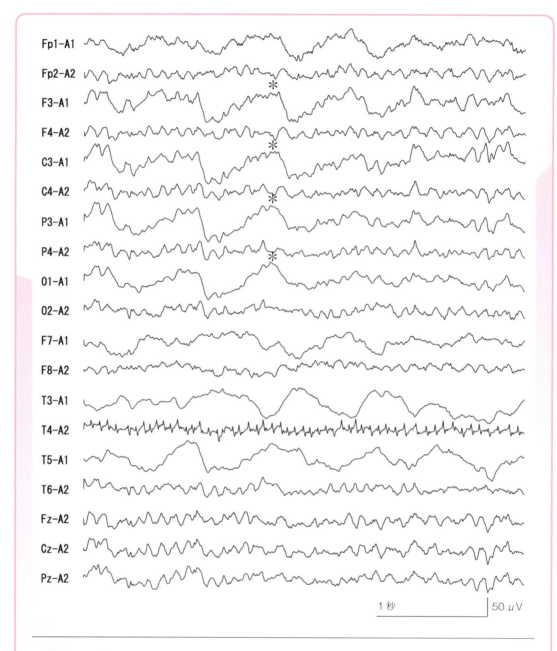

図 4-7 ■ 耳朶基準による左側頭部徐波の脳波 -1

テーマ　側頭部徐波による耳朶の活性化 -1（◎4章-2 を読み出してください）

解説　耳朶基準による左側頭部徐波の脳波です．Pat をIA に変えてください．一見すると左半球に不規則高振幅デルタが連続的に出現しています．正中部の電極（Fz，Cz，Pz）には波及していません．この所見を，「不規則高振幅デルタが左半球に出現」と読む人がいます．しかし，よく見るとF3，C3，P3，O1 の波形はよく似ています（*）．また，側頭部のF7，T3，T5 の波形は，F3，C3，P3，O1 の波形とは異なります．そうすると，左耳朶が側頭部の徐波を拾っている可能性があります．耳朶が活性化されているか否かを，モンタージュを変えながら，検証していきます．

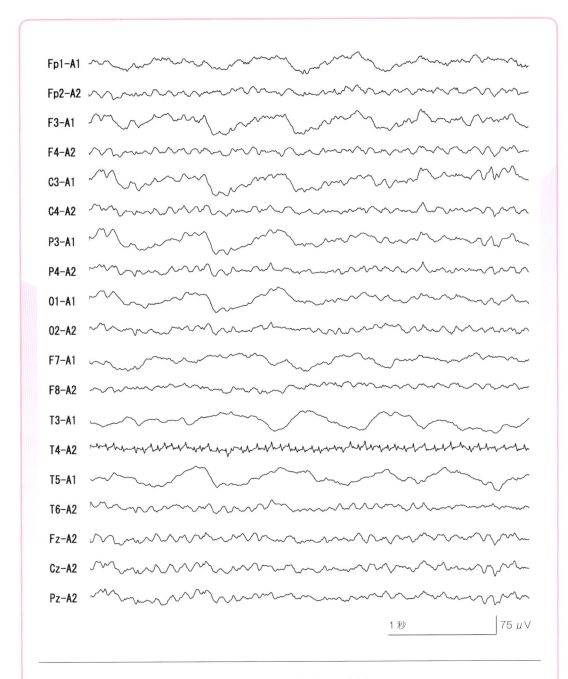

図 4-8 ■ 耳朶基準による左側頭部徐波の脳波 -2

テーマ	側頭部徐波による耳朶の活性化 -2（◉4 章-2 を読み出してください）
解説	徐波が高振幅なので，Sens を 15 μV に変更し，みやすくしました．

第一部 基礎編

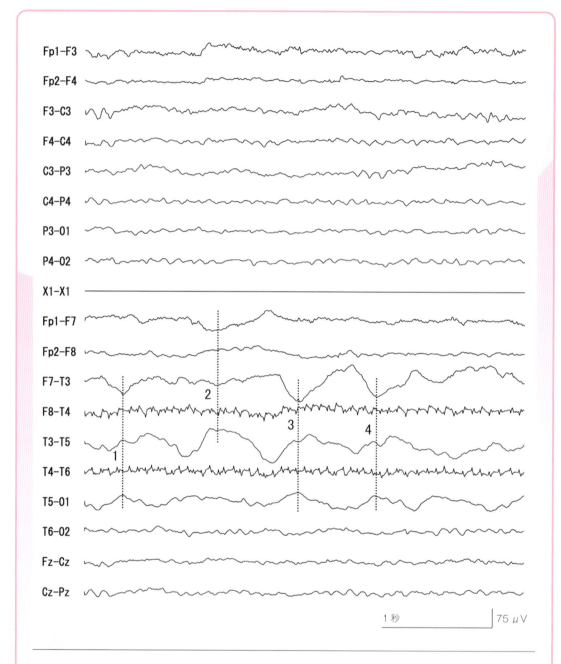

図 4-9 ■ 双極導出による左側頭部徐波の脳波 -1

テーマ 側頭部徐波による耳朶の活性化 -3（◎4章-2を読み出してください）

解説 縦の双極導出にすると図 4-8 とはまったく異なる脳波になります（Pat を ⅢA に変えてください）．1～4の時点での左側頭部の電位分布（位相逆転）をみてみます．1，3，4 では T3，T5 が等電位の陰性徐波，2 では T3 に最大の陰性徐波があります．このとき，傍矢状部では，Fp1-F3 が陰性に振れているのみで他の導出には波形がみえません．徐波の波及が傍矢状部に及んでいない可能性がありますが，横の双極導出でこの点を確認する必要があります（次頁）．

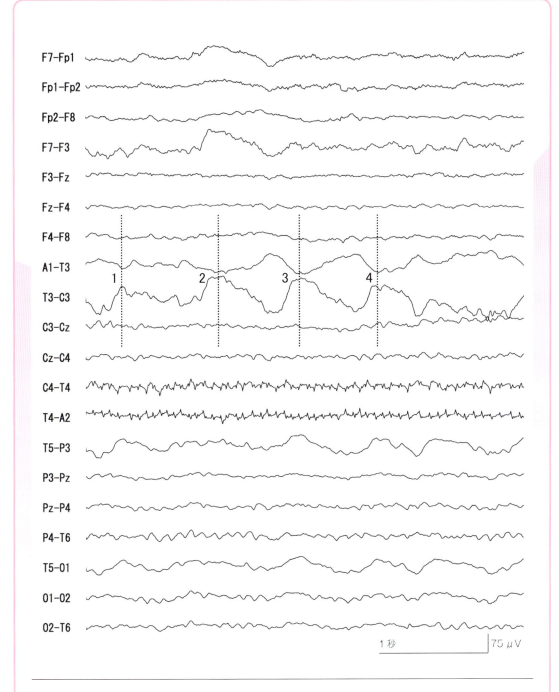

図 4-10 ■ 双極導出による左側頭部徐波の脳波 -2

テーマ 側頭部徐波による耳朶の活性化 -4（◎4 章-2 を読み出してください）

解 説 横の双極導出にします（Pat を Ⅳ A に変えてください）．1～4 の時点での左側頭部の電位分布をみると，T3 で位相逆転があります．しかし，F7-Fp1，F7-F3，T5-P3，T5-O1 の導出では陰性で位相逆転がありません（end of chain phenomenon）．左側頭部に陰性徐波があり，傍矢状部には電位の波及が少ないことがわかります．

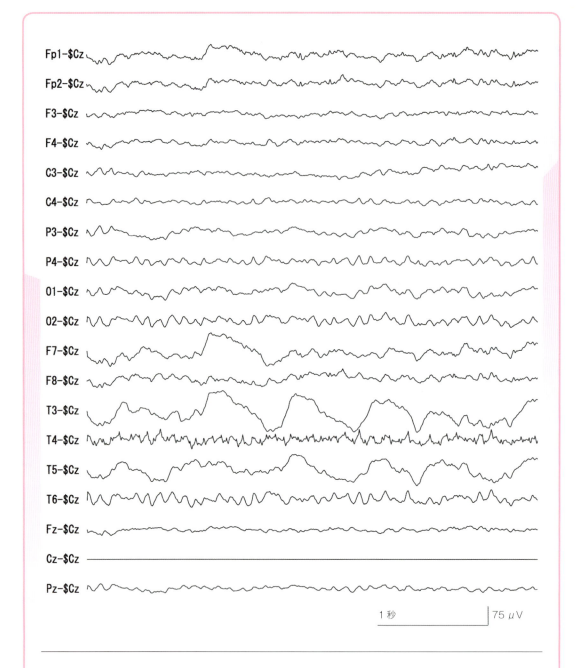

図 4-11 ■ Cz 基準による左側頭部徐波の脳波

テーマ 側頭部徐波による耳朶の活性化 -5（4 章-2 を読み出してください）

解説 左側頭部の徐波の波及が正中中心部には及んでいないため，基準電極を Cz に変えました（Pat を I A にし，Ref を Vx に変えてください）．左側頭部にある徐波がよくみえます．

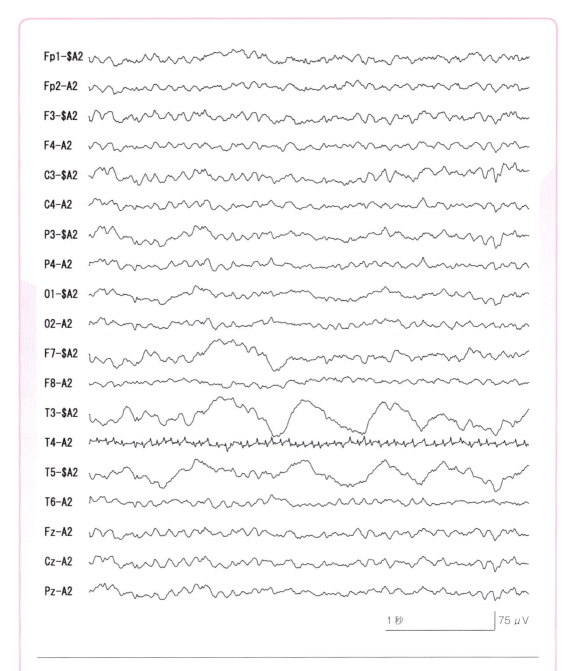

図 4-12 ■ A2 基準による左側頭部徐波の脳波

テーマ　側頭部徐波による耳朶の活性化 -6（4 章-2 を読み出してください）

解説　左耳朶（A1）に側頭部の徐波が波及しているので，影響の少ない A2 を基準電極にしました（Ref で A1 ―> A2 を選択）．Cz 基準とほぼ同じ電位分布を示します．

5章 アーチファクト

第一部 基礎編

アーチファクト（人工雑音）とは脳波以外，すべての雑音またはノイズを指します．脳波は非常に微小な電気現象です．そのため，脳波を記録するときには脳以外から発生する電位が混入しやすく，アーチファクトを最小限に抑えた判読のしやすい綺麗な脳波を記録することは，検査技師の務めです．それでも，混入することがありますので，脳波かアーチファクトかの鑑別は判読医の1つのスキルとして重要です．

アーチファクトには生体外由来のものと生体（被検者）由来のものがあります．生体外に起因するアーチファクトとしては，①交流障害（ハム）は，電磁誘導や静電誘導，漏れ電流の3つが主なものです．混入経路としては，電灯や他の電気機器の併用，脳波計およびベッドアースの取り方やアース線の断線，またベッドの位置や絶縁なども原因となります．②記録装置の問題としては，電極の動揺（装着不良，老朽化）やリード線の揺れ，電極の分圧電圧，光刺激パルスの混入，増幅器の内部雑音，スイッチ切換雑音などがあります．近年，記録装置の性能が向上し，この手のアーチファクトは減少してきていますが，電極の装着不良はよくみられます．③環境的因子としては，レスピレータや点滴，輸液ポンプ，被検者頭部付近での人の動きなどです．④被検者に装着されたアーチファクト源としては，心臓ペースメーカーや金属義歯などがあります．

生体由来の主なものは，心電図や脈波，筋電図，眼球運動（上下運動，左右運動，瞬き，眼瞼けいれん），発汗（温熱性，精神性）などがあげられます．また，被検者の動きとして体動や呼吸運動，不随意運動，しゃっくり，いびき，咳などがあります．脳波計のチャネルに余裕があれば，垂直・水平方向の眼球運動，心電図をモニターしておけばアーチファクトとの鑑別に便利です．

電極由来の場合，明らかにそうであるとわかる場合と，脳波と間違いやすいアーチファクトがあります．簡単な見分け方として，脳波は広がりをもった電位分布を示しますが（2個以上の電極で記録される），電極のアーチファクトは広がりがなく1個の電極で説明できます．そのようなアーチファクトが混入していれば，ただちにそれを除去するための処置が必要です．すべてのアーチファクトを網羅できませんので，以下のURLをご参照ください．ここでは，よくみかける眼球運動や心電図，また棘波や徐波と間違いやすい電極のアーチファクトを呈示します．

参考文献

1) Marella S: https://www.slideshare.net/SudhakarMarella/eeg-artifacts-15175461
2) https://www.slideshare.net/ranjithpolusani/artifacts-in-eeg-final
3) Strayhorn D: http://eegatlas-online.com/index.php/en/artifacts/

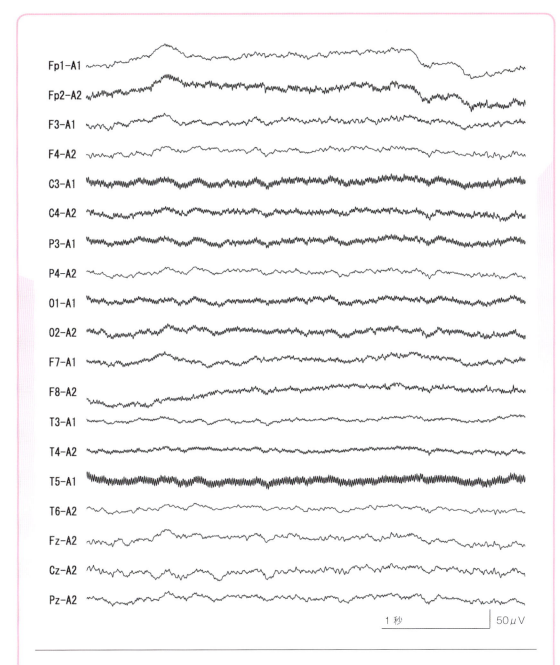

図 5-1 ■ 交流雑音の混入

テーマ 交流雑音（5章-1を読み出してください）

解 説 （ACフィルタ）をOFFにしてください．Fp2，C3，C4，P3，O1，O2，F7，F8，T4，T5に交流雑音（ハム）が混入し，その程度はバラバラです．脳波室の環境（接地，シールドなど）はあらかじめ調べて，ハムが入らないようにしておきます．デジタル脳波計の性能が向上した今でも，電極接触抵抗が原因の一つとなります．電極接触抵抗が大きいほど，また2電極間の接触抵抗の差が大きいほど，ハム混入の原因となります．抵抗は **10 kΩ以下** になるようにし，かつ2電極間の接触抵抗に差がないようにします．安易にACフィルタを入れることはやめてください．

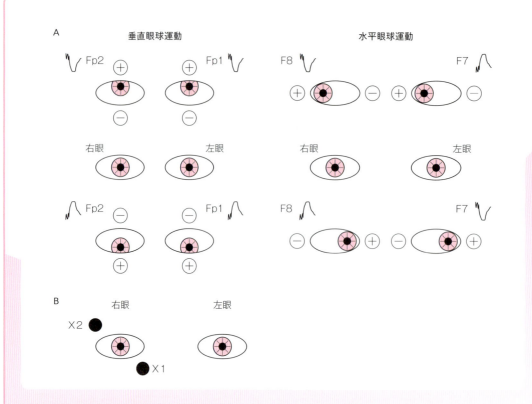

図 5-2 ■ 眼球運動と眼球運動が混入しやすい電極（A）と眼球運動記録のための脳波電極の位置（B）

テーマ 眼球運動の原理

解説 網膜には神経細胞があり，その静止膜電位によりマイナスに帯電しています．その結果，角膜はプラスに帯電します．つまり，眼が動くと電流双極子（ダイポール）が生じ，その電位が脳波電極に波及します．眼が上下あるいは左右に動くと角膜のプラスが近づく電極は下向きに振れます．逆に遠ざかると上向きに振れます．上下の動きはFp1，Fp2電極に（図5-2左），左右の動きはF7，F8（図5-2右）に反映されます．眼の下や外眼角付近に電極を置いて眼球運動を記録しておくと（図5-2B），位相逆転の有無により脳波なのか上下ないし左右の眼球運動なのか判断の材料となります（図5-3参照）．九州大学病院中検脳波室では，X1-A2（右耳朶），X1-X2を常時記録して，上下・左右・斜め方向の動きに対応するようにしています．

5章　アーチファクト

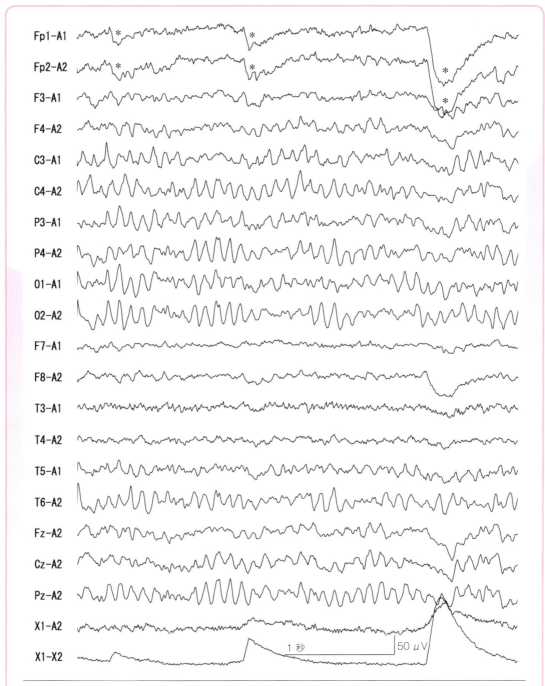

図 5-3 ■ 垂直眼球運動

テーマ　垂直眼球運動（5章-2 を読み出してください）

解　説　上下の動きは Fp1，Fp2 電極で記録されます（＊）．α 波が後頭部に出現していますので，開眼によるアーチファクトではありません．下向き（陽性）に振れているので，上向きの眼球運動です．ところが，X1-A2，X1-X2（眼球運動，図 5-2 参照）は上向き（陰性）に振れており，位相逆転がみられます．これは X1 電極に角膜の陽性電位が波及したためです．なお，X1-X2 は感度を半分にしています．

第一部　基礎編

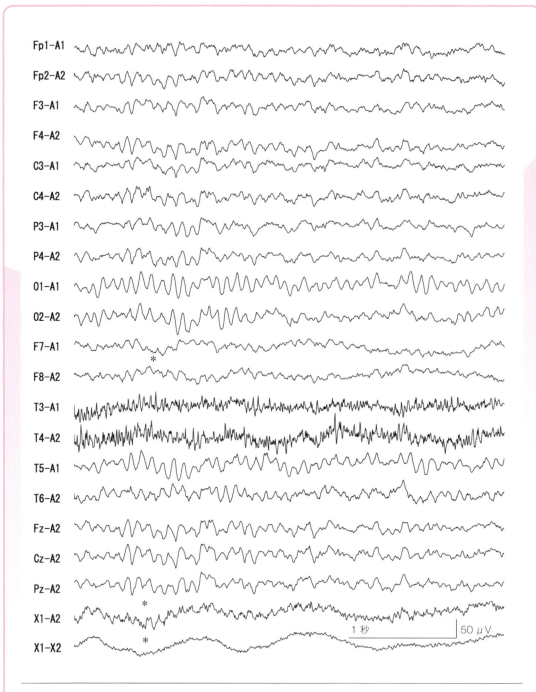

図 5-4 ■ 水平眼球運動

テーマ　水平眼球運動（5章-3 を読み出してください）

解説　左右の動きは F7，F8 電極で記録されます（＊）．F7 が陽性，F8 が陰性に振れていますので（位相逆転），眼が左に動いていることが分かります．このとき，X1-A2，X1-X2 では下向き（陽性）に振れていますが，前頭部の Fp1，Fp2 には徐波の混入はありません．

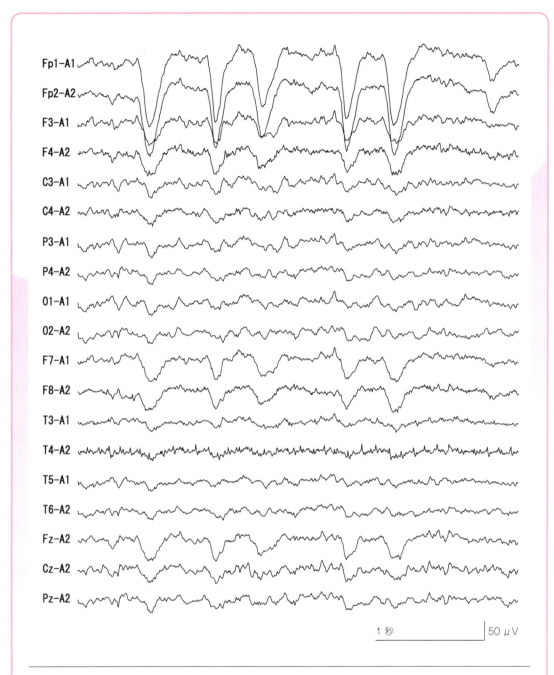

図 5-5 ■ 瞬目の混入

テーマ 瞬目（⑤5章-4 を読み出してください）

解説 Pat は TRACE になっていますが，耳朶基準の脳波です．両側同期性に律動的な脳波が記録され，Fp1，Fp2 で最大です．瞬目の所見です．

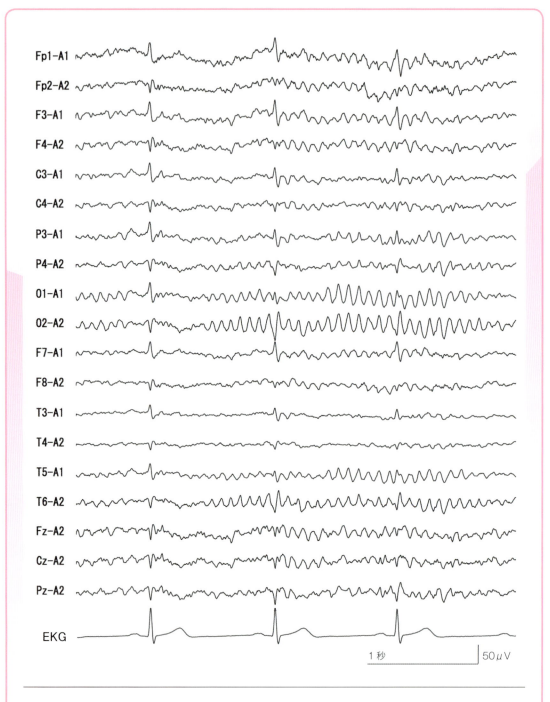

図 5-6 ■ 心電図の混入 -1

テーマ 心電図 -1 (5 章-5 を読み出してください)

解説 Pat を I A に変えてください．耳朶基準の脳波です．規則正しい鋭波が周期的（約 1 秒）に記録され，左半球では陰性の振れ，右半球では陽性の振れになっています．これらの波は，最下段の心電図に一致しており，心電図のアーチファクトであることは一目瞭然です．

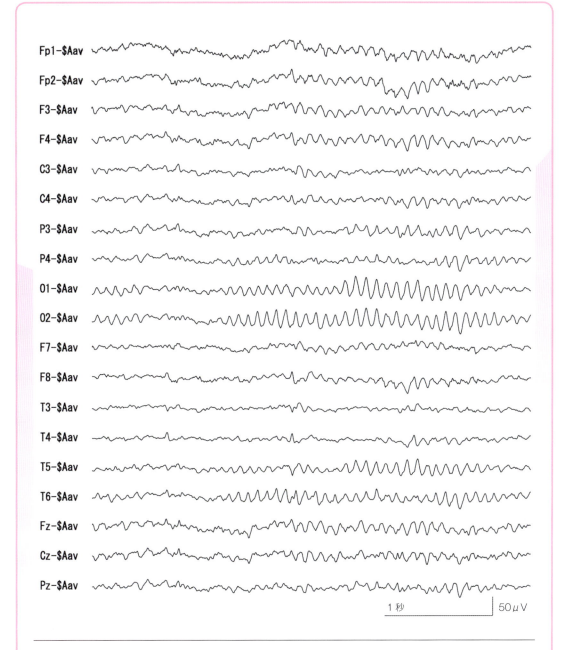

図 5-7 ■ 心電図の混入 -2

テーマ 心電図 -2（5 章-5 を読み出してください）

解 説 Pat を I A に変え，Ref を Aav にしてください．Aav とは，両耳朶連結のことです．A1 と A2 の心電図の大きさが等しければ，心電図は相殺されますが，A1 の心電図が大きいために心電図は残っています．

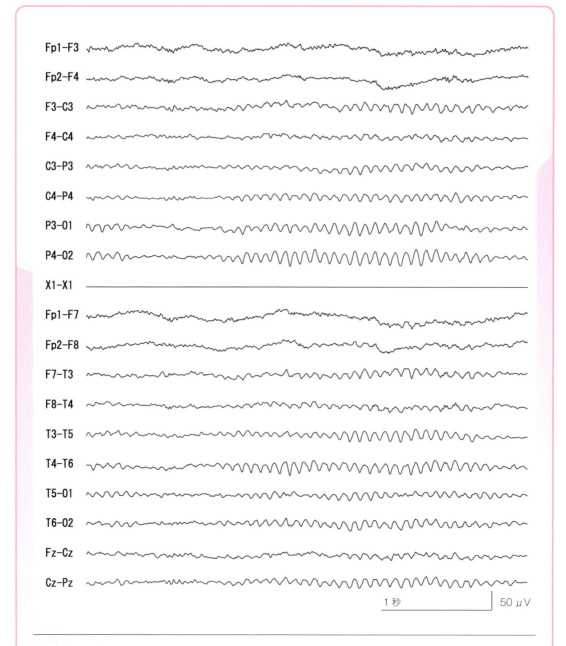

図 5-8 ■ 心電図の混入 -3

テーマ　心電図 -3（5 章-5 を読み出してください）

解説　Pat を Ⅲ A の双極導出に変えてください．当たり前のことですが，耳朶を使わない双極導出では，心電図の混入はありません．

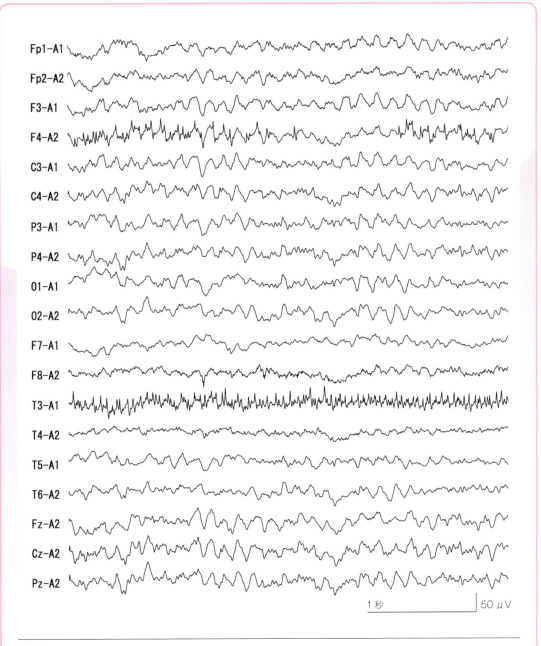

図 5-9 ■ 筋電図の混入

テーマ　筋電図（5章-6 を読み出してください）

解説　F4，T3 に筋電図のアーチファクトが混入しています．筋電図のアーチファクトは比較的周波数の高い棘波様の波形が混入しますが，混入様式や波形は多彩です．F4 のように筋電図が間欠性に入ると棘波と紛らわしい場合があります．もし，脳波（棘波）なら，近くの電極，F4 なら Fp2，C4 に，T3 なら F7，T5 にも波形が記録されます．電極1個のみに記録され，拡がりがないことからアーチファクトと判断できます．筋電図の混入は前頭部，側頭部の電極でよくみられます．

第一部　基礎編

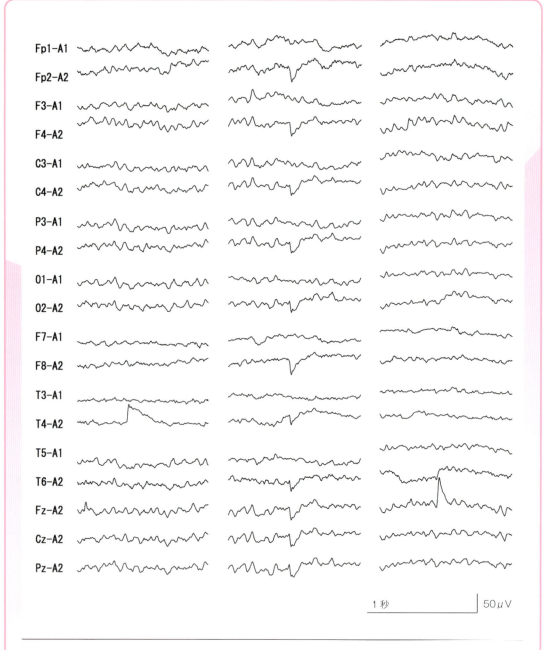

図 5-10 ■ 電極のアーチファクト（electrode pop）-1

テーマ　電極のアーチファクト-1（5章-7を読み出してください）

解説　9：01：30（左欄）の記録ではT4に，9：01：35（中欄）の記録では右耳朶に，9：01：50（右欄）の記録ではFzにさまざまな波形のアーチファクトを認めます．電極のアーチファクトは1個の電極で説明がつき，他の電極に波及しないことを頭に入れてください．

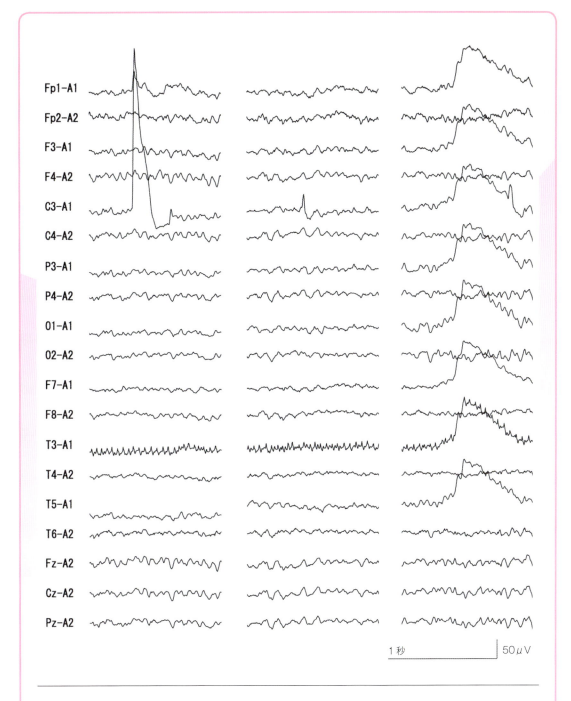

図 5-11 ■ 電極のアーチファクト（electrode pop）-2

テーマ　電極のアーチファクト -2（5章-7 を読み出してください）

解　説　9：03：32（左欄）と 9：04：10（中欄）の記録では C3 に電極ポップがあります．左欄は明らかに脳波でないとわかりますが，中欄の波形は一見棘波のようにみえますので，注意してください．9：04：16（右欄）の記録は，左耳朶のアーチファクトです．

第一部　基礎編

6章　優位律動のみかた

　脳波診断は健常者の正常な脳波の特徴を正確に理解することに尽きます．脳波は種々の生理的状態により変動します．安静閉眼時に背景活動として後頭部優位に出現するα波も，年齢，覚醒・意識状態，開閉眼，精神集中，血糖値，発熱，薬物などにより変化することを知り，脳波記録時の患者の状態を考慮して診断する必要があります．

　覚醒，安静時の成人（25〜65歳）の脳波所見は，①閉眼状態で左右対称性のα波（10 Hz 前後，30〜50 μV）が後頭部優位（優位律動 posterior dominant rhythm）に出現する，②優位律動は開眼，光，音，痛み刺激，精神活動により減衰し（α減衰，αブロック），睡眠期にも減少・消失する，③左右対称部位でのα波の振幅差は50％以内，周波数差は1 Hz 以内であり，④低振幅β波（10〜20 μV）を前頭部優位に認め，⑤てんかん発作波や徐波などの異常波形を認めないことです．また，正常特殊型として数％に低振幅速波パターンがあります．

　ここでは，脳波の基本である後頭部優位律動を中心に解説します．優位律動は，脳の基本的統合度を表す指標です．脳波判読は優位律動に始まり，優位律動に終わるといっても過言ではありません．健常者でも患者でも，優位律動は覚醒度に応じて変化します．記録が始まって，50 μV 前後の 10 Hz のα波が出現していても，時間が経つにつれ，その周波数が減じ，振幅が低下します．覚醒度により優位律動は変化するので，ウトウト状態ではない，最も覚醒度の高い時点で，優位律動を評価します．

　また，年齢により周波数が変化するので，年齢を考慮しながら読みます．高齢者とは，65歳以上の脳波を指します．その脳波の特徴は，優位律動の周波数が加齢とともに遅くなり，8〜9 Hz となります．15〜25歳では，ほぼ成人と同じ 9〜11 Hz のα波となりますが，若年者後頭部徐波 posterior slow waves of youth や，徐α異型 slow α variants がみられます．

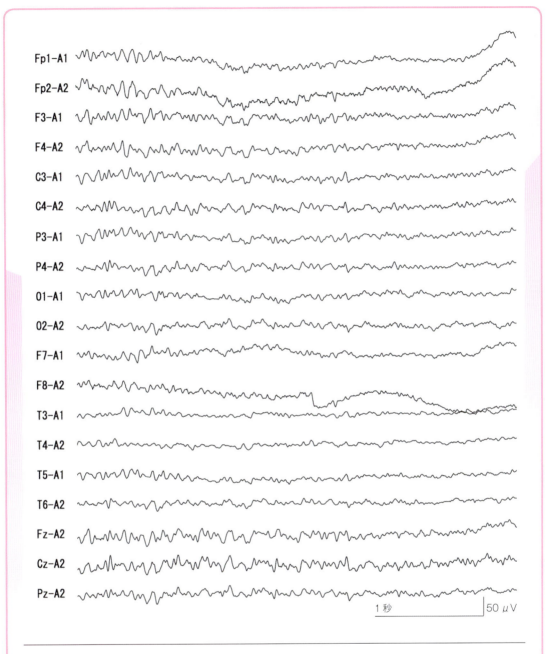

図 6-1 ■ 記録開始直後の脳波

テーマ 優位律動のみかた―覚醒度のチェック-1（⑥6章-1を読み出してください）

解 説 脳波記録開始直後の脳波です（時刻は10:44:15です）．多くの被検者は緊張しており，記録の1頁から覚醒度 vigilance が低下することはありません．この被検者は，健常者で40代後半の男性です．疲れからウトウトしており，後頭部のα波の出現が不良です．そこで，覚醒度を上げて，優位律動が出現しやすい状態にします（次頁）．

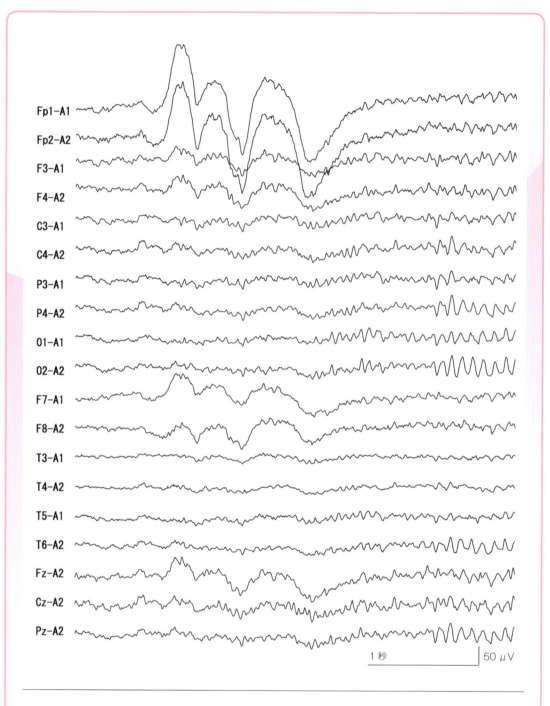

図 6-2 ■ 音刺激後の脳波

テーマ 優位律動のみかた―覚醒度のチェック -2（6 章-1 を読み出してください）

解説 時刻を 10:44:25 にしてください．技師さんが音刺激を与えると覚醒，開眼します．その直後からα波が出現します．さらに，覚醒度を上げて，優位律動が出現しやすい状態にします（次頁）．

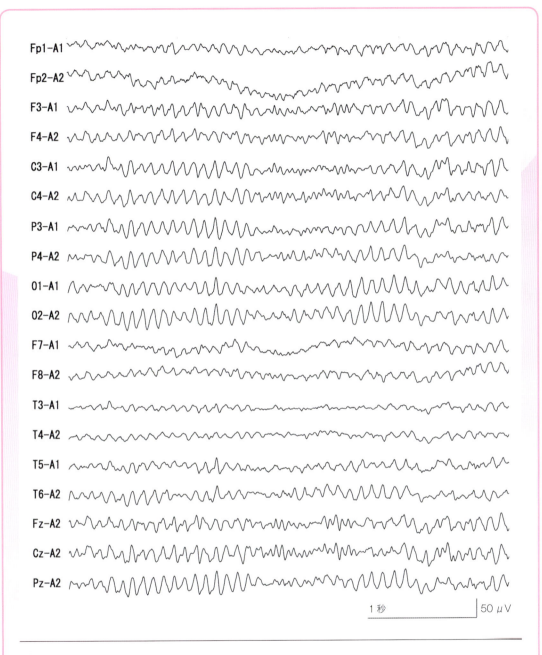

図 6-3 ■ 覚醒脳波

テーマ 優位律動のみかた　覚醒度のチェック-3（6章1を読み出してください）

解説 時刻を10:44:42にしてください．前頁から，さらに技師さんが呼びかけて開眼を数回させた後，閉眼させました．そうすると後頭部優位のα波が出現します．この時点で最も覚醒度が高いため，このときのα波を分析します．周波数，振幅，組織化，左右差，分布をパラメータとして優位律動を評価します．α波の周波数は11 Hzで，その周波数の変動は1 Hz以下（組織化良好），振幅は40～60 μV，左右差はありません．分布は前頭極まで拡がっているようにみえますが，耳朶の活性化が否定できません．次頁（双極導出）で分布を検討します．

第一部 基礎編

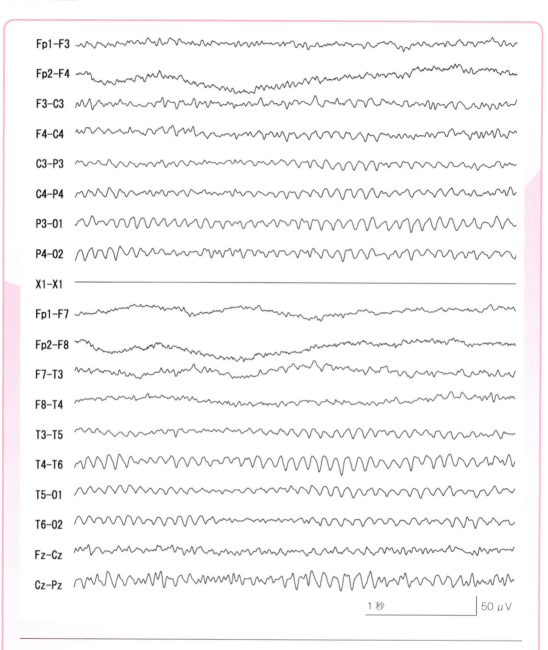

図 6-4 ■ 優位律動の分布

テーマ 優位律動の分布（6章-1を読み出してください）

解説 時刻を10:44:42にした状態で，双極導出のⅢAにしました．まず傍矢状部での分布（波及）をみます．C3-P3，C4-P4では律動性のα波がみえますが，F3-C3，F4-C4ではみえるとき（電位差あり）とみえないとき（等電位）があります．優位律動は，少なくともP3，P4，場合によっては，C3，C4まで拡がっていることがわかります．一方，側頭部ではT3-T5，T4-T6にはα波が波及していますが，F7-T3，F8-T4ではみえません．これは，α波がT5，T6まで波及していますが，T3，T4には波及していないことを示します．前頁でびまん性にα波がみえたのは，耳朶の活性化と判断されます．

6 章 優位律動のみかた

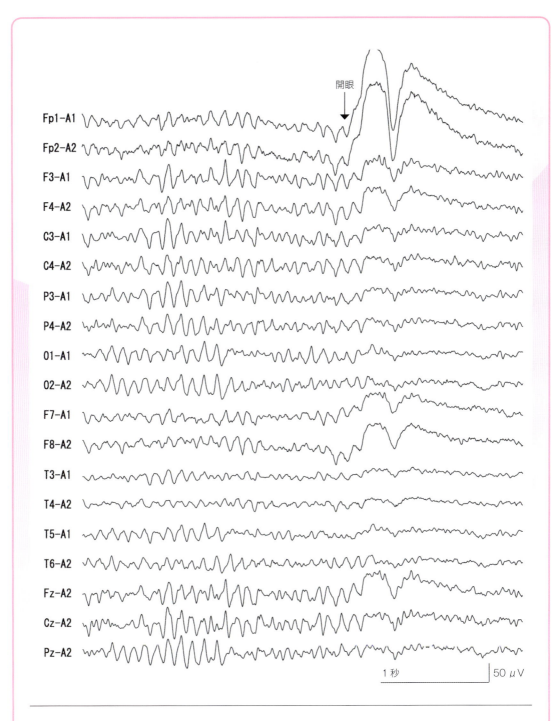

図 6-5 ■ 開眼による優位律動の抑制

テーマ 優位律動の反応性 – 開眼（6 章-1 を読み出してください）

解説 Pat を I A に変えてください．10:44:29 の脳波です．覚醒度が下がったので，音刺激で覚醒させた後，開眼させると，α波が抑制されました．覚醒度が下がっていると（図 6-2 参照），開眼した状態でαが逆に出現します（奇異性α波）．

第一部　基礎編

7章 正常自然睡眠脳波

　睡眠には浅い眠り，深い眠りといったいくつかの段階があります．患者さんは，脳波検査を受けるということで，緊張している方がリラックスしている方よりも多いと思われます．しかし，ときには，疲れから覚醒脳波だけでなく軽睡眠に入る場合があります（記録時間が30分程度なので，深睡眠に入ることはまれです）．

　軽い睡眠に入る直前には，意識レベルは低下し，身体の動きも少なくなり全身の筋肉は弛緩します．睡眠がだんだん深くなってくると，脳波の周波数は遅くなりα波が消失しθ，δ波が出現します．このように脳波の周波数が遅くなることから徐波睡眠（ノンレム睡眠）と呼ばれています．もう1つの睡眠がレム睡眠（REM睡眠）です．REMは急速眼球運動rapid eye movementの頭文字を取ったものです．この睡眠のときには目は閉じていますが，眼球がきょろきょろ動き，全身の筋の緊張が消失し，夢をみています．

　脳波からノンレム睡眠の段階をみると次のように分類されます．国際分類ではノンレム睡眠を4つの段階に分けています．

睡眠1期（入眠期）：ウトウトした状態です．軽い刺激で覚醒状態に戻ることができます．α波の周波数が遅くなって消失し，θ波が出現します．第2期に移行する時期には頭蓋頂鋭一過波vertex sharp transientsが出現します．

睡眠2期（軽睡眠期）：浅い眠りで寝息をたてる状態です．強い刺激を与えないと覚醒しません．θ波と同程度の周波数ですが，振幅は増加し，ときどき紡錘波（sleep spindle）がみられます．K複合もみられます．

睡眠3，4期（深睡眠期）：深い眠りで完全な眠りです．ゆり動かさなければ覚醒しません．高振幅δ波がみられます．第3期では2Hz以下で振幅が75μV以上の徐波が記録の20〜50%を占めます．第4期では2Hz以下で振幅が75μV以上の徐波が記録の50%以上を占めます．

レム睡眠：急速眼球運動が出現します．第1期に近い脳波を呈します．

　安静覚醒脳波では，軽睡眠期まで覚醒度が低下することはありますが，深睡眠期になることは滅多にありません．もし，睡眠脳波がみられたときは，睡眠段階と全記録の何%くらいそういった状態にあったかを記載しておきましょう．

　ノンレム睡眠とレム睡眠は平均90分程度で交代を繰り返します．20歳代では，1期5〜10%，2期30〜50%，3/4期20〜40%で，レム睡眠が25%程度です．

　本章では，覚醒から軽睡眠期に至る脳波の変化を扱います．てんかん発作波は睡眠で誘発されやすくなります．突発波がみられたときは，どのような睡眠段階でみられたのか記載しておくとよいでしょう．

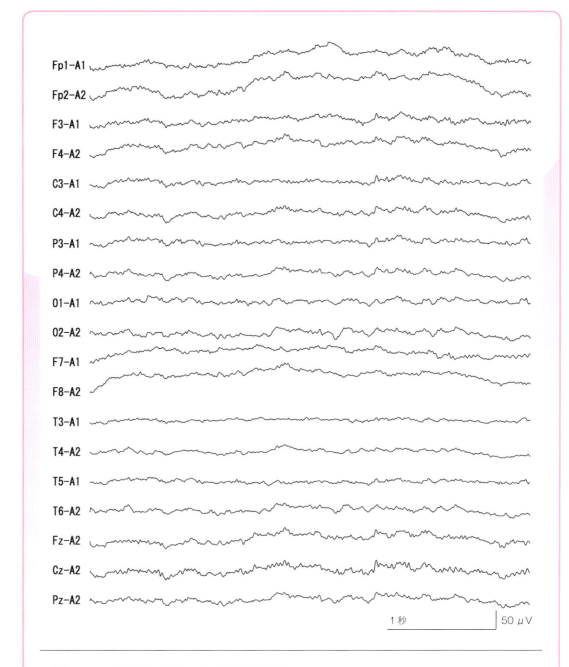

図 7-1 ■ 睡眠1期 – ウトウト状態

テーマ 成人自然睡眠 -1（◎**7章-1**を読み出してください）

解説 40代後半，男性．時刻は 10:47:34 です．ウトウトした状態で後頭部のα波は消失し，低振幅θ波が散見されます．そこで，検査技師が光刺激（18 Hz）を与えます（次頁）．

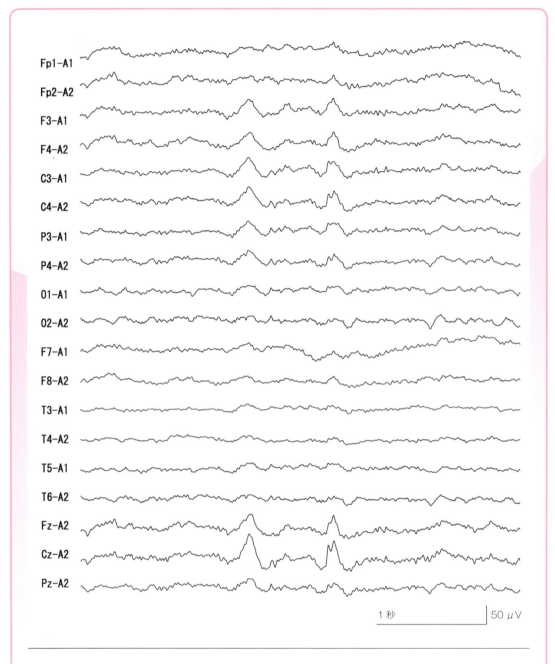

図 7-2 ■ 頭蓋頂鋭一過波 – 睡眠 1 期

テーマ 成人自然睡眠 –2（7 章-1 を読み出してください）

解説 時刻を 10:48:16 にしてください．頭蓋頂鋭一過波 vertex sharp transients が出現しています．これは，頭蓋頂を中心に出現する高振幅の鋭波で睡眠 1 期に出現します．特に 2 〜4 歳では高振幅で連続的に出現することがあり，突発波との鑑別が大事です．

7章 正常自然睡眠脳波

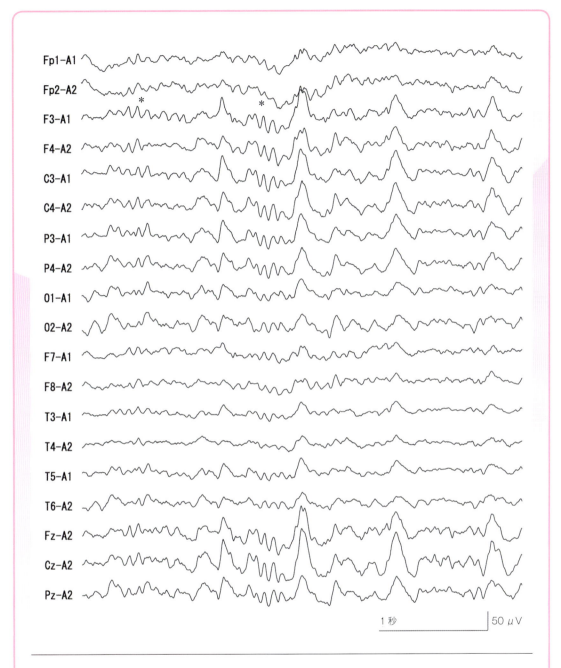

図 7-3 ■ 紡錘波 – 睡眠 2 期

テーマ 成人自然睡眠 -3（7 章-1 を読み出してください）

解 説 Pat を I A に変え，時刻を 10:52:52 にしてください．頭蓋頂鋭一過波に紡錘波（＊）が重畳しており，睡眠 2 期です．紡錘波は睡眠 2 期に出現します．12～14 Hz の紡錘波は前頭・中心部優位ですが，精神遅滞，脳性麻痺などでは，広汎かつ持続的に出現することがあり，extreme spindle と呼ばれています．

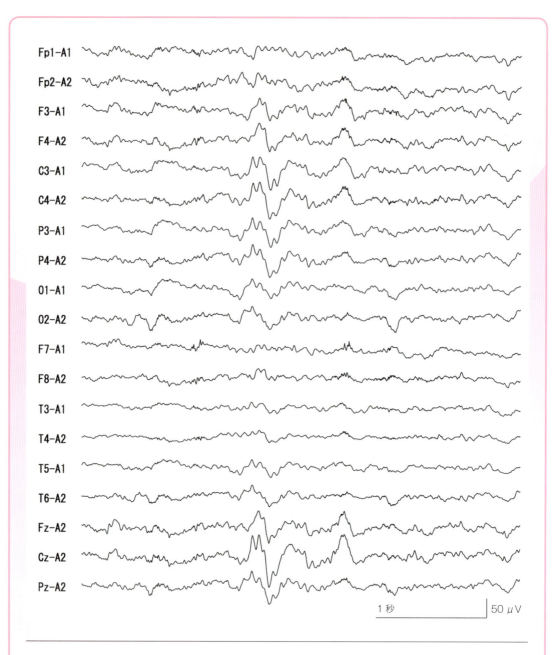

図 7-4 ■ K 複合 – 睡眠 2 期

テーマ 成人自然睡眠 -4（7 章 -1 を読み出してください）

解説 時刻を 10:51:20 にしてください．K 複合 K complexes が出現しています．K 複合は睡眠 2 期に出現します．頭蓋頂鋭一過波に似た陰性 – 陽性の 2 相性の高振幅の徐波に紡錘波が結合したような形の複合波です．音などの感覚刺激で誘発されたり，自発性に出現することもあります．

7章　正常自然睡眠脳波

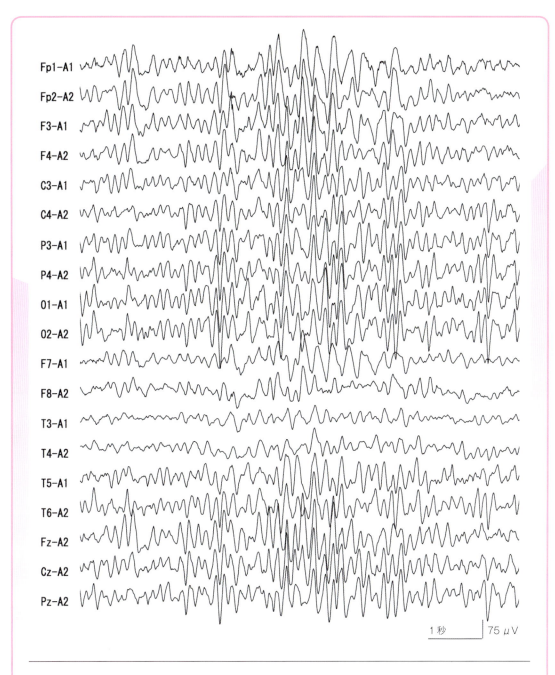

図 7-5 ■ 入眠時過同期

テーマ　小児自然睡眠-1（7章-2を読み出してください）

解説　10代前半，女児．時刻を14:36:51にしてください．入眠時過同期hypnagogic hypersynchronyが出現しています．これは，ウトウトした状態で，4ヵ月頃から11歳頃まで中心頭頂部優位に全般性に4～6 Hzの高振幅徐波が律動的に出現します．ときに棘波が混じることがあり，てんかん性の異常波と見誤ることがあるので，要注意です．よくみられるのは4～9歳です．Sensを15 μV/mmに上げ，1頁表示時間を15 sに変えて短くしてください．脳波を3 cm/秒にしてみえ方の違いを比べてください．

57

第一部 基礎編

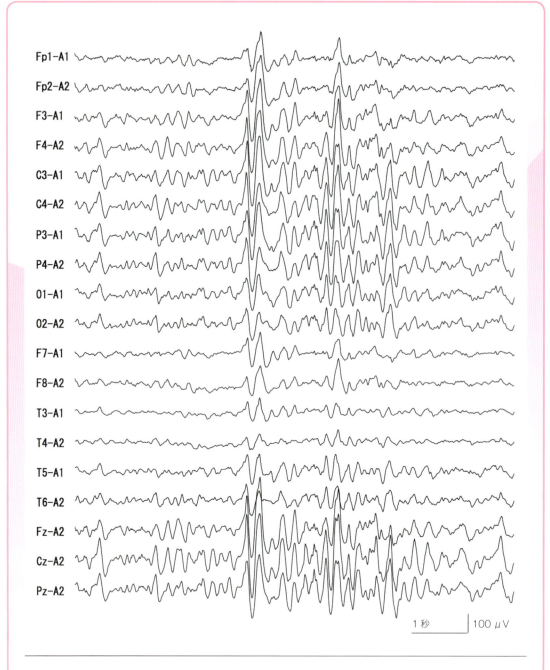

図 7-6 ■ 頭蓋頂鋭一過波（小児）

テーマ 小児自然睡眠-2（7章-2を読み出してください）

解説 前頁と同じ被検者です．時刻を 14:37:41 にしてください．頭蓋頂を中心に高振幅の鋭波が反復性に出現します．このように高振幅で連続的に出現することがあり（特に 2〜4 歳），突発波との鑑別が大事です．Sens を 20 μV/mm に上げ，1 頁表示時間を 15 s と短くしていますので，オリジナル波形と見比べてください．

第一部　基礎編

8章 賦活法

1 賦活法の意義

　安静閉眼時に得られる情報のみでは，てんかん発作波や局在性徐波などの異常を検出できないことがあります．安静時脳波には異常がなくても，過呼吸，光刺激，睡眠により潜在的な異常が誘発されます．これを脳波の賦活 activation といいます．また，賦活法には入りませんが，開閉眼や音・痛み刺激などで，脳波の変化を観察することも大事です．

2 過呼吸

　1分間に20回程度の過呼吸 hyperventilation を3分程度行わせます．過呼吸に伴い動脈中の二酸化炭素分圧が低下し，呼吸性アルカローシスが起こります．そのため脳血管が収縮し可逆的な脳虚血が生じて脳波変化が起こるとされています．高振幅の徐波が前頭部優位に全般性に出現し，この徐波化のことをビルドアップ build-up といいます．小児（8〜12歳）で顕著に認められます．徐波化しても大体1分以内に元の背景活動に戻ります．それを超えたら，何らかの機能的異常が疑われます．成人では小児ほどビルドアップは目立ちません．

3 光刺激

　閉眼した被験者の眼前20〜30 cm の位置から1〜30 Hz のストロボスコープを10秒間点滅させます．光刺激 photic stimulation を加えることにより，通常は後頭部の α 波抑制が起こります．点滅する周波数と一致，あるいはそれと調和関係にある周波数の脳波が賦活されることがあります．これを光駆動反応 photic driving response といいます．被験者の後頭部 α 波の周波数に近い周波数刺激で光駆動反応が起きやすいといわれています．光駆動反応は健常人にも観察される生理的反応（視覚誘発反応）であり，明らかな左右差がなければ正常です．一側で光駆動が欠如する場合は，その半球の機能異常が示唆されます．また，光駆動反応が観察されなくても異常ではありませんが，その場合，優位律動が抑制されなければなりません．

第一部 基礎編

4 睡 眠

　軽睡眠期には覚醒時にみられない突発波が賦活されやすくなります．覚醒脳波で突発波が記録できないときは，睡眠脳波を取ります．自然睡眠（断眠）と薬物による誘発睡眠とがあります．自然睡眠が望ましいのですが，実際には薬物を使用することが多く，トリクロリールやペントバルビタールが用いられます．

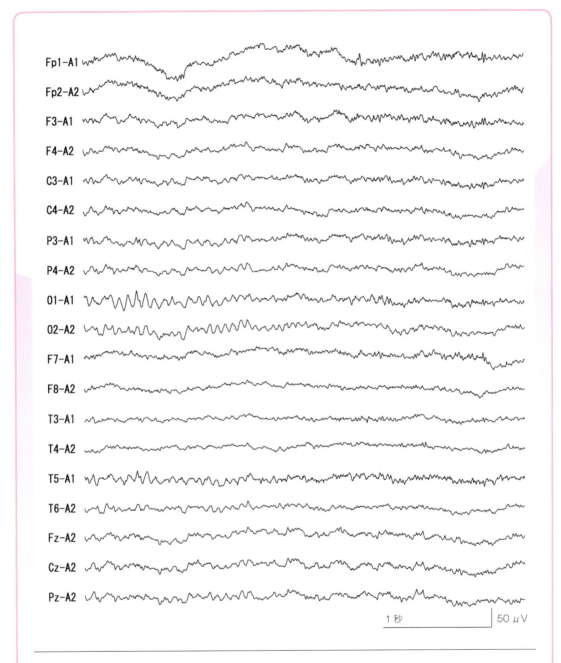

図 8-1 ■ 過呼吸開始

テーマ　過呼吸 -1（🔊 **8 章-1** を読み出してください）

解　説　30 代前半，女性．読み出すと時刻は 14:49:30 になっています．ここから過呼吸が開始されました．11 Hz の後頭部優位律動が出現しています．

第一部　基礎編

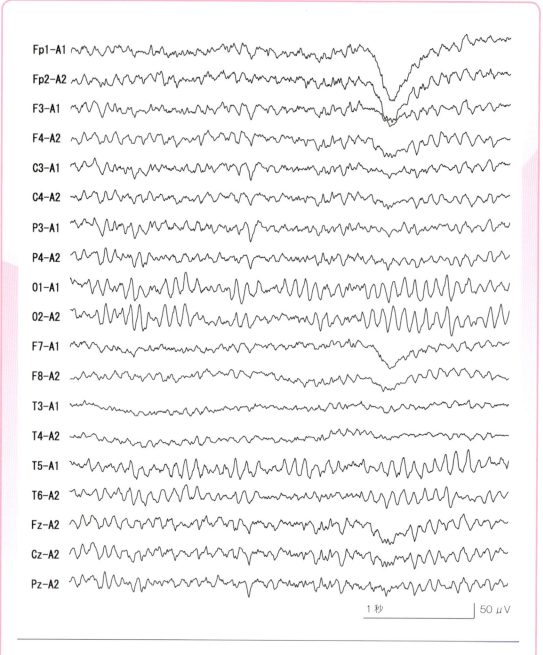

図 8-2 ■ 過呼吸 1 分

テーマ　過呼吸 -2（8 章 -1 を読み出してください）

解　説　時刻を 14:50:29 にしてください．過呼吸が開始されて，1 分経ちました．11 Hz の後頭部優位律動に変化はありませんが，背景活動に θ 波が重畳し始めています．

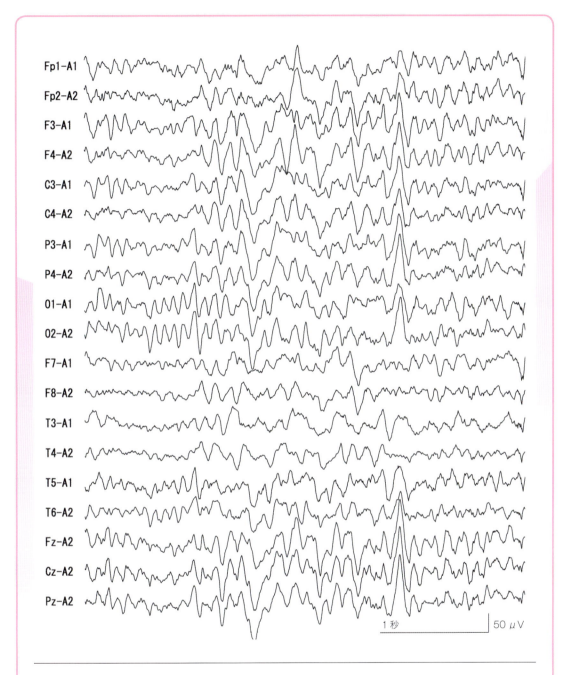

図 8-3 ■ 過呼吸 2 分

テーマ 過呼吸 -3（ 8 章-1 を読み出してください）

解 説 時刻を 14:51:31 にしてください．過呼吸が開始されて，2 分経ちました．高振幅徐波が全般性に出現しています．いわゆるビルドアップです．

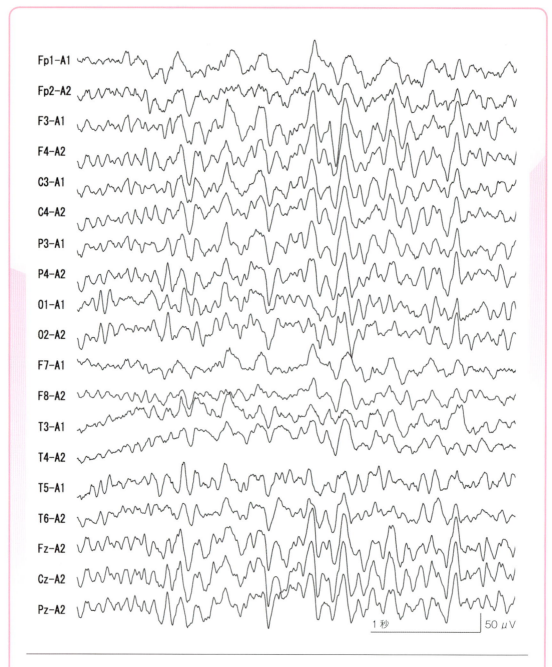

図 8-4 ■ 過呼吸 3 分

テーマ 過呼吸 -4（8 章-1 を読み出してください）

解説 時刻を 14:51:44 にしてください．過呼吸が開始されて，3 分経ちました．ビルドアップが著明で，2 分のときより周波数が遅くなっています．

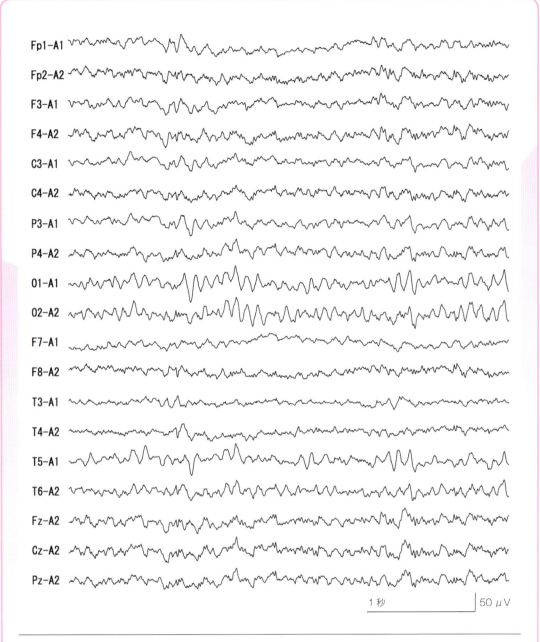

図 8-5 ■ 過呼吸終了後 1 分

テーマ 過呼吸 -5 （8章-1 を読み出してください）

解説 時刻を 14:52:32 にしてください．過呼吸終了後 1 分です．ビルドアップは消失し，過呼吸開始前の状態にほぼ戻っています．ビルドアップが起こっても，健常者の場合は，過呼吸終了後，1 分以内に開始前の背景活動に戻ります．これが遷延する場合は，何らかの脳機能低下が疑われます．

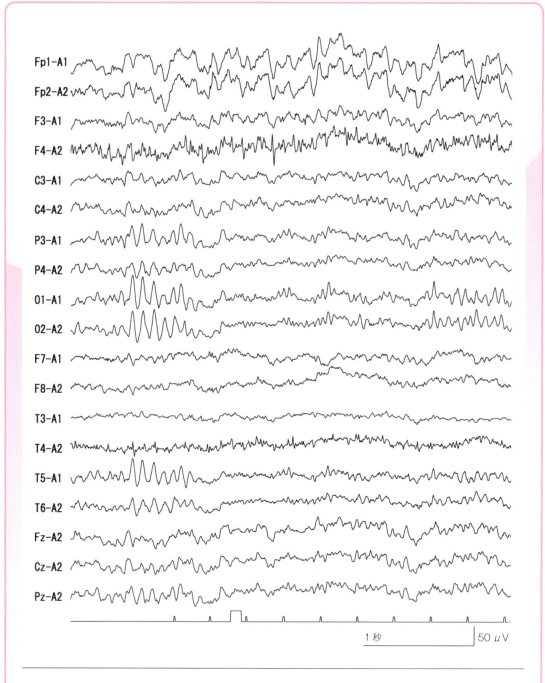

図 8-6 ■ 光刺激（3 Hz）

| テーマ | 光刺激 -1（8 章-2 を読み出してください） |

| 解 説 | 20 代後半，女性．時刻を 16:17:19 にしてください．3 Hz の光刺激を与えると，優位律動が抑制され，背景活動（特に後頭部）には低振幅速波がみえます． |

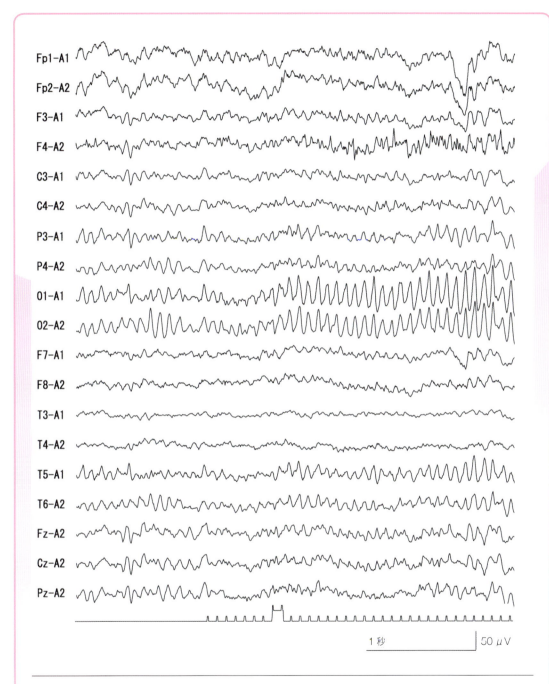

図 8-7 ■ 光刺激（12 Hz）

テーマ　光刺激-2（⑤8章-2を読み出してください）

解　説　時刻を16:18:19にしてください．12 Hzの光刺激を与えると，12 Hzの光駆動反応がみられます．収録されている脳波は3~21 Hzまでの光刺激に対する反応です．抑制や光駆動反応を観察してください．

第二部

応用編

第二部　応用編

9章 優位律動の異常

　健常成人（25～65歳）では，優位律動は 10 Hz 前後の α 波です．8 Hz 以下になるとびまん性の脳機能障害が示唆されます．優位律動の分布は，傍矢状部では，P3，P4，側頭部では T5，T6 までですが，C3，C4，T3，T4 まで波及することもあります．前頭部（F3，F4），前側頭部（F7，F8）まで拡がるとびまん性 α とよばれ，異常所見です．周波数の左右差が明らかにある場合（1 Hz 以上），遅い方の半球の機能低下を示唆します．振幅は 50% 以上，左右差があるときに異常と判断します．通常は右の方がやや振幅が高いので，気をつけます．また，開眼，音，痛み刺激などにより減衰し（α 減衰，α ブロック），特に開眼や光刺激での反応性を注意深く検討します．反応性の低下は，脳機能低下を示唆します．

参考文献

1) Markand ON：Alpha rhythms. J Clin Neurophysiol 7:163-189, 1990.

9章　優位律動の異常

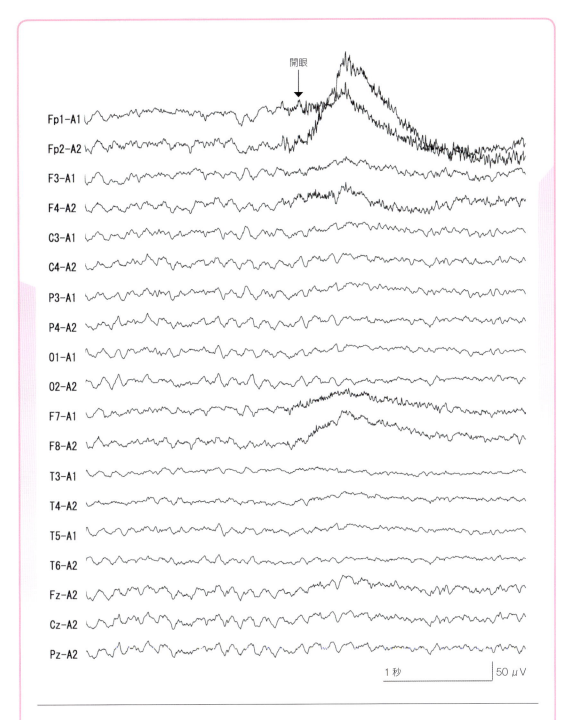

図 9-1 ■ 優位律動の徐波化

テーマ　優位律動の徐波化（●9章-1 を読み出してください）

解　説　50代後半，女性．Pat を Ｉ Ａ に変えてください．筋強直性ジストロフィーの症例です．優位律動が 7〜8 Hz と遅いのですが，開眼に対しては反応性があります．

71

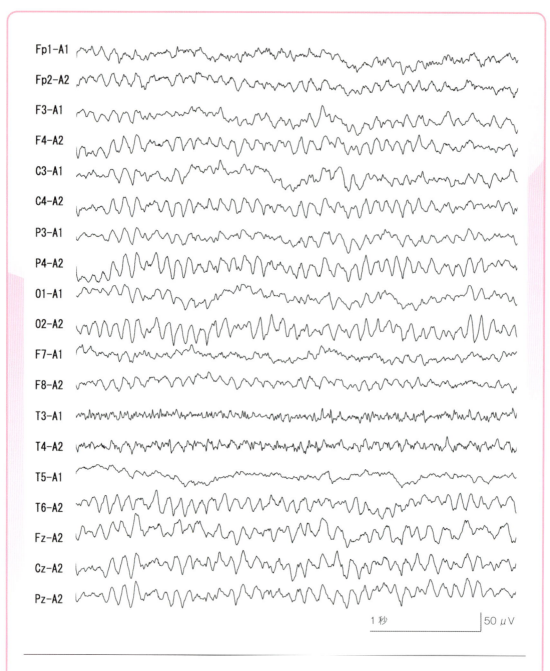

図 9-2 ■ 優位律動の左右差

テーマ　優位律動の左右差（◎9章-2 を読み出してください）

解説　60代後半，男性．辺縁系脳炎の症例です．右の優位律動は10 Hz 程度で，連続性よく出現しています．一方，左の優位律動は抑制され，8 Hz 程度のα波が散見されます．

9章 優位律動の異常

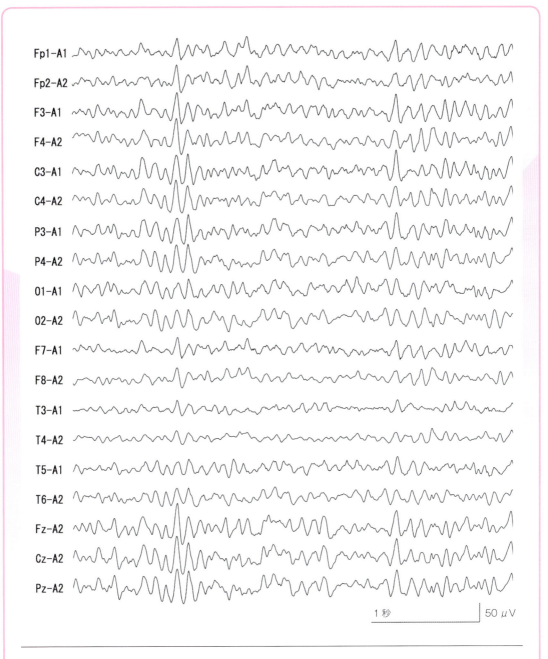

図 9-3 ■ 優位律動の分布（基準電極導出）

テーマ 優位律動の分布 -1（9章-3を読み出してください）

解説 時刻を13:35:21にセットしてください．基準電極導出では，後頭部優位律動が前頭部まで拡がっており，いわゆる diffuse α とよばれる状態です．耳朶は後頭部の α 波を拾いやすいので，双極導出にして本当に前頭部まで分布しているのか確認します（次頁）．

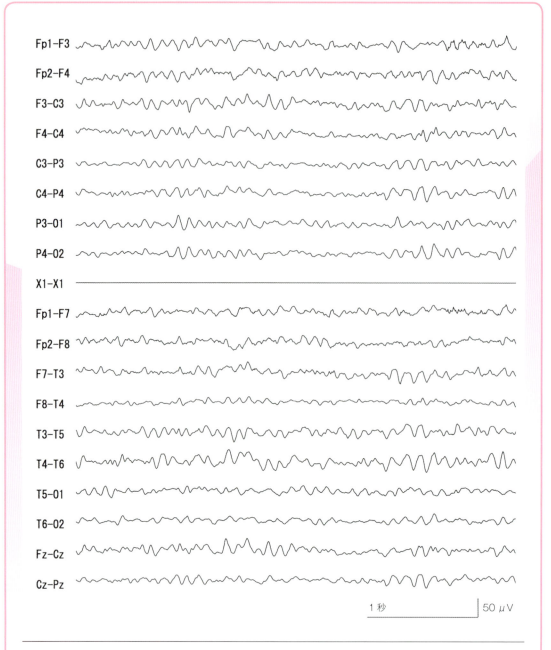

図 9-4 ■ 優位律動の分布（双極導出）

テーマ 優位律動の分布 -2（◉9 章-3 を読み出してください）

解 説 前頁の脳波を双極導出に変えました（Pat を Ⅲ A に変えてください）．α 波の分布は，前頭部は F3，F4，側頭部は F7，F8 まで拡がっています．この所見から耳朶の活性化ではなく，びまん性 α と呼ばれる状態であることが確認できました．

9章 優位律動の異常

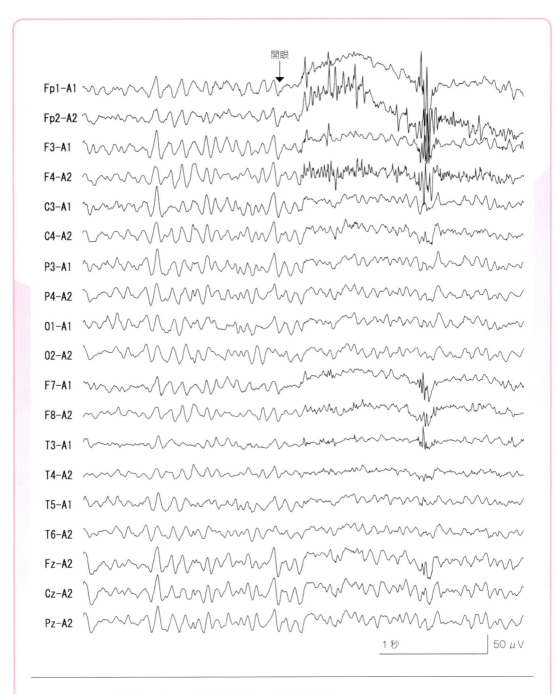

図 9-5 ■ 開眼による優位律動の抑制低下

テーマ　優位律動の反応性低下 - 開眼（◉9章-4を読み出してください）

解説　20代後半，男性．抗てんかん薬服用中の症例です．優位律動が8Hzと遅く，開眼させても抑制の低下があり，α波が残っています．

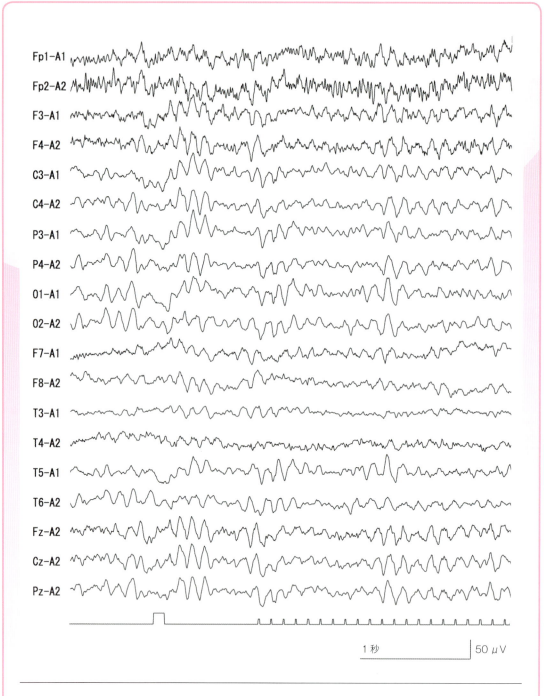

図 9-6 ■ 光刺激（9 Hz）

テーマ 優位律動の反応性低下 - 光刺激（9章-5を読み出してください）

解説 70代後半，女性．時刻を09:47:50にセットしてください．脊髄小脳変性症の光刺激時の脳波です．優位律動は7～8 Hzで，組織化は不良です．9 Hzの光刺激に対して優位律動は抑制されません．光刺激では，優位律動が抑制されるか光駆動反応が生じます．両者がみられない場合は，異常とみなして構いません．

第二部　応用編

10章　賦活法による異常

安静閉眼時に得られる情報のみでは，てんかん発作波や局在性徐波などの異常を検出できないことがあります．安静時脳波には異常がなくても，過呼吸，光刺激，睡眠により潜在的な異常が誘発されます．これを脳波の賦活 activation といいます．

1　過呼吸

1分間に 20 回程度の過呼吸を 3 分程度行わせます．過呼吸に伴い動脈中の二酸化炭素分圧が低下し，呼吸性アルカローシスが起こります．そのため脳血管が収縮し可逆的な脳虚血が生じて脳波変化が起こるとされています．高振幅の徐波が前頭部優位に全般性に出現し，この徐波化のことをビルドアップ build-up といいます．小児（8〜12 歳）で顕著に認められます．徐波化しても大体 1 分以内に元の背景活動に戻ります．それを超えたら，何らかの機能的異常が疑われます．成人では小児ほどビルドアップは目立ちません．

2　光刺激

閉眼した被検者の眼前 20〜30 cm の位置から 1〜30 Hz のストロボスコープを 10 秒間点滅させます．光刺激を加えることにより通常は後頭部の α 波抑制が起こります．点滅する周波数と一致あるいはそれと調和関係にある周波数の脳波が賦活されることがあります．これを光駆動反応 photic driving response といいます．被検者の後頭部 α 波の周波数に近い周波数刺激で光駆動反応が起きやすいといわれています．光駆動反応は健常人にも観察される生理的反応（視覚誘発反応）であり，明らかな左右差がなければ正常です．一側で光駆動が欠如する場合は，その半球の機能異常が示唆されます．また，光駆動反応が観察されなくても異常ではありませんが，その場合，優位律動が抑制されなければなりません．

3　睡　眠

軽睡眠期には覚醒時にみられない突発波が賦活されやすくなります．覚醒脳波で突発波が記録できないときは，睡眠脳波をとります．自然睡眠（断眠）と薬物による誘発睡眠とがあります．自然睡眠が望ましいのですが，実際には薬物を使用することが多く，トリクロホスナトリウムやペントバルビタールが用いられます．

参考文献
1) Mendez OE, Brenner RP: Increasing the yield of EEG. J Clin Neurophysiol 23:282-293, 2006.
2) Fisher RS, Harding G, Erba G, et al.: Photic- and pattern-induced seizures: A review for the Epilepsy Foundation of America Working Group. Epilepsia 46:1426-1441, 2005.
3) van Donselaar CA, Schimsheimer R-J, Geerts AT, et al.: Value of the electroencephalogram in adult patients with untreated idiopathic first seizures. Arch Neurol 49: 231-237, 1992.

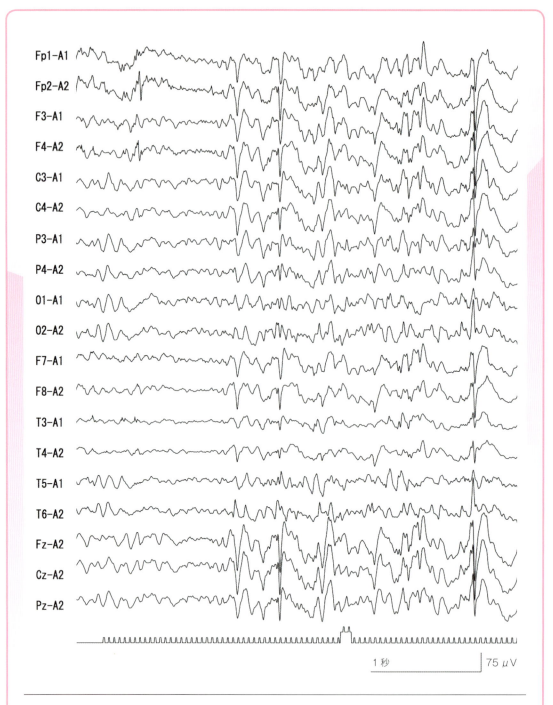

図 10-1 ■ 光突発反応 -1

テーマ　光突発反応 -1（10章-1 を読み出してください）

解説　20代後半，男性．全般てんかん．時刻を 13:39:40 にセットしてください．Sens を 15 μV に変えてください．光刺激（21 Hz）を与えると，光刺激開始から 1.5 秒ほど遅れて，光突発反応 photo-paroxysmal response が出現します．

10 章 賦活法による異常

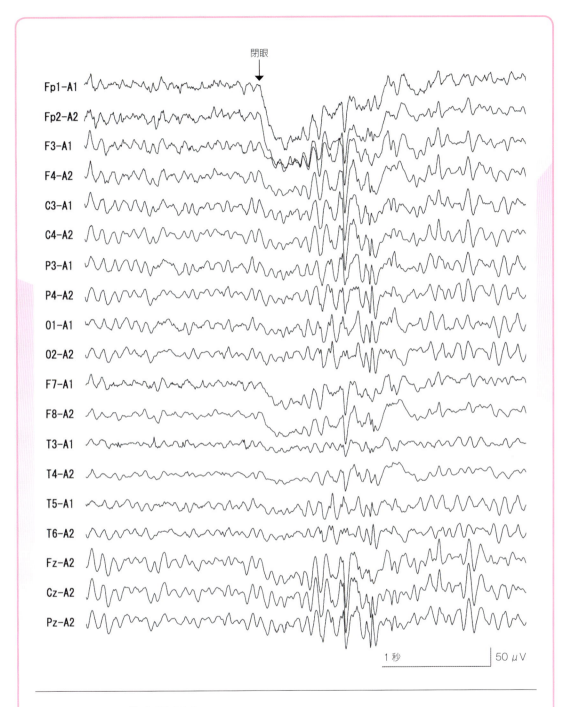

図 10-2 ■ 光突発反応 -2

| テーマ | 光突発反応 -2（10 章-1 を読み出してください） |

解 説　Sens を 10μV に変え，Pat を IA にして，時刻を 13:41:47 にセットしてください．開眼状態から閉眼状態にしても光突発反応が出現します．

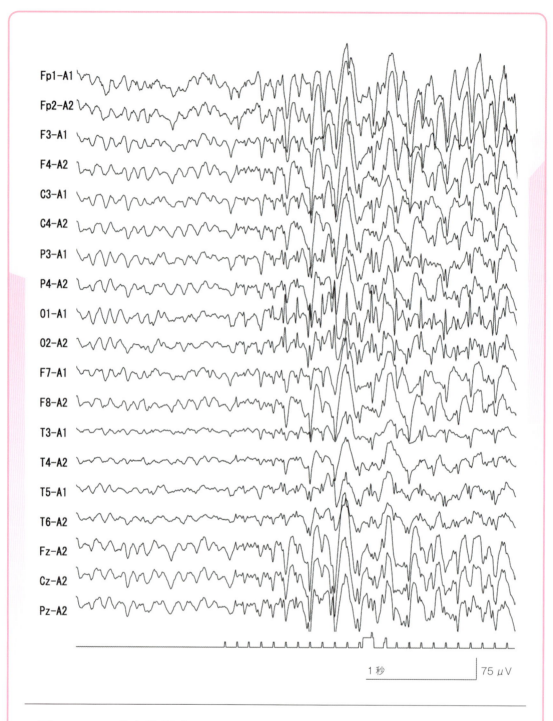

図 10-3 ■ 光突発反応 -3

テーマ 光突発反応 -3（ 10 章-2 を読み出してください）

解説 40 代前半，女性．光感受性てんかん．Sens は 15 μV に変えてください．光刺激（9 Hz）で，光突発反応が出現しています．

10章 賦活法による異常

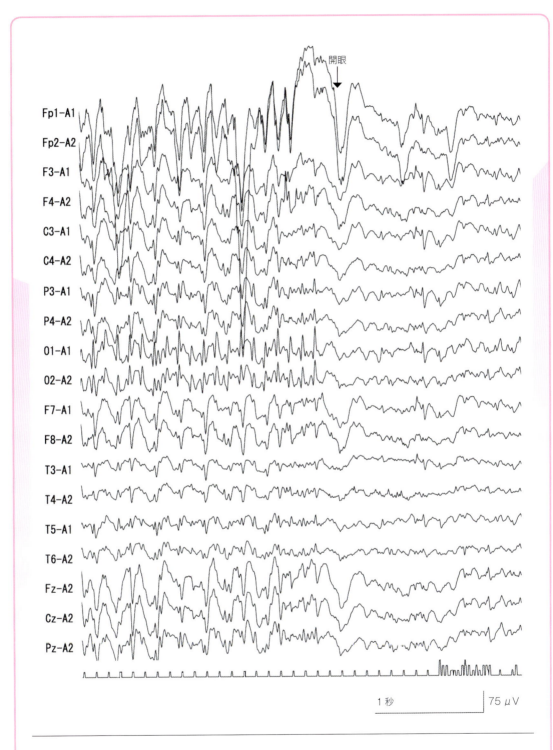

図 10-4 ■ 光突発反応 -4

テーマ	光突発反応 -4（◉10 章 -2 を読み出してください）
解 説	前頁からの記録の続きです．開眼にて発作波は抑制されました．

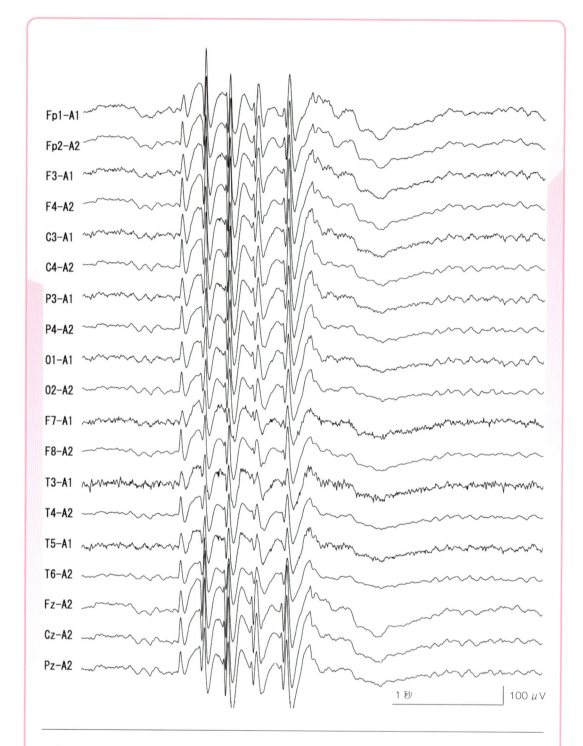

図 10-5 ■ 過呼吸中の突発波 -1

テーマ　過呼吸による突発波誘発 -1（10 章 -3 を読み出してください）

解説　40 代前半，女性．全般てんかん．Sens を 20 μV に変えてください．過呼吸を始めて 2 分 30 秒後に突発波（4 Hz spike and wave）が出現しました．

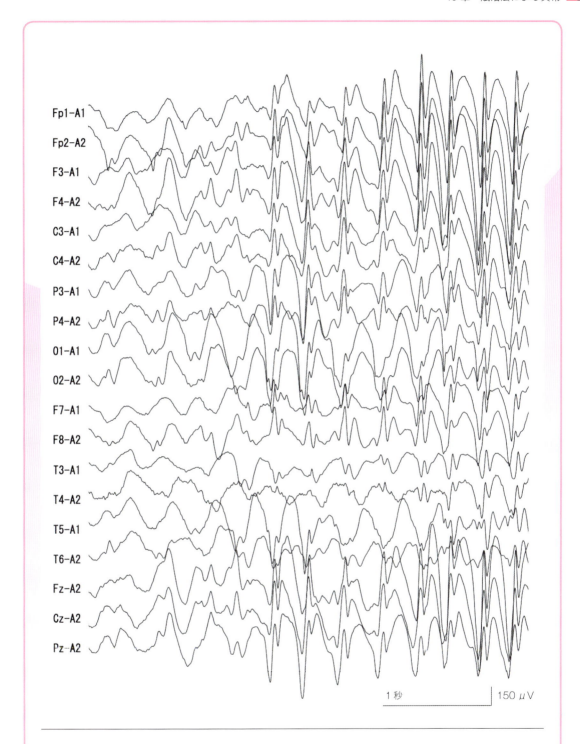

図 10-6 ■ 過呼吸中の突発波 -2

テーマ 過呼吸による突発波誘発 -2（◉**10 章-4** を読み出してください）

解 説 幼稚園，女児．過呼吸を始めて1分30秒後に突発波（3 Hz spike and wave）が出現しました．典型的な欠神発作 absence のパターンです．Sens は 30 μV にしています．

第二部　応用編

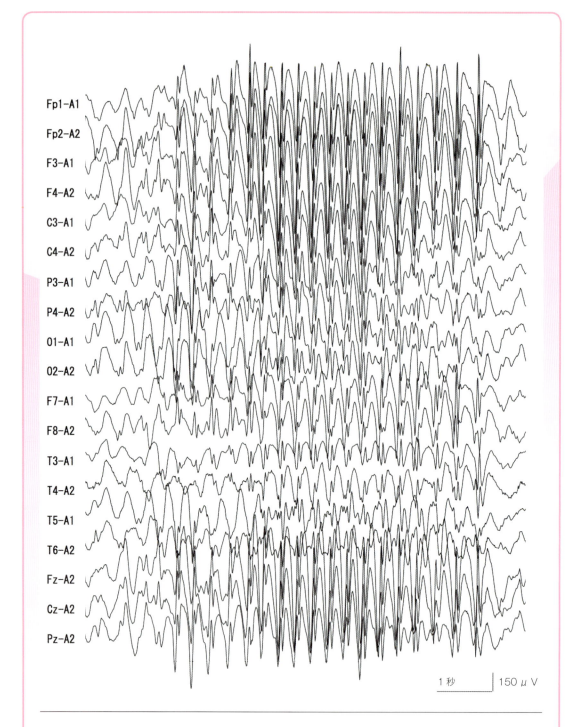

1秒　150μV

図 10-7 ■ 過呼吸中の突発波 -3

テーマ　過呼吸による突発波誘発 -3（10章-4 を読み出してください）

解説　前頁と同じ症例です．1頁表示時間を 20 s にして，3 Hz spike and wave の全波形が一望できるようにしました．Sens を 30 μV に変えてください．

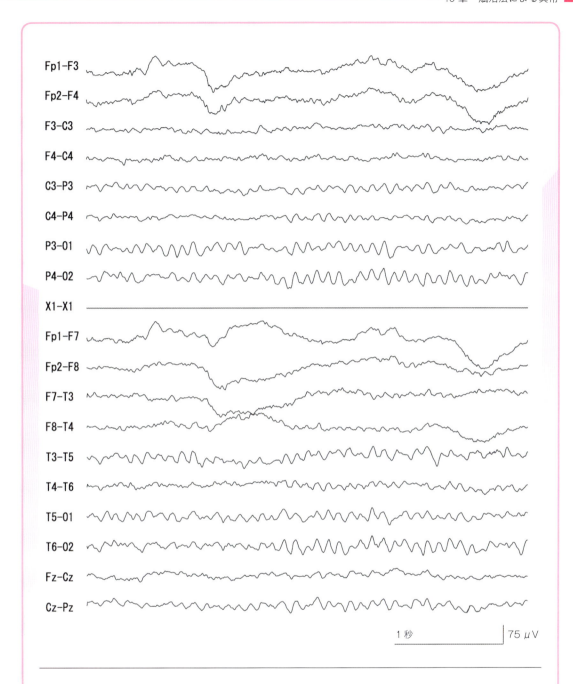

図 10-8 ■ 再徐波化 – 過呼吸開始

テーマ もやもや病の再徐波化 re-build up-1 (10 章-5 を読み出してください)

解　説 小学校高学年，男児．過呼吸開始時の脳波です（時刻は 9:54:35）．Pat は Ⅲ A に，Sens を 15 μV に変えてください．優位律動は 10 Hz の α 波で左右差はありません．

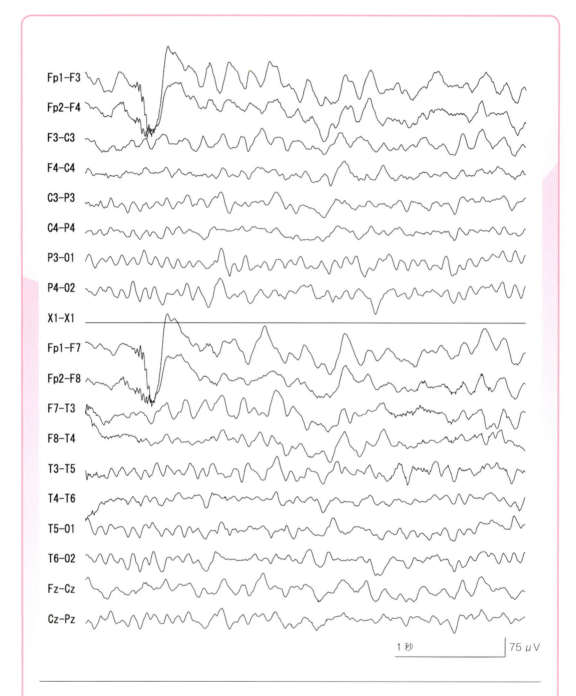

図 10-9 ■ 過呼吸開始後 1 分

テーマ もやもや病の re-build up-2 (🔍 10 章-5 を読み出してください)

解説 過呼吸開始後 1 分(時刻は 9:55:30)の脳波です．高振幅のδ波が前頭部優位に左右差なく出現し，build-up の所見です．徐波化が著明なので，この後すぐに(9:55:34)，検査技師が過呼吸を中止しました．

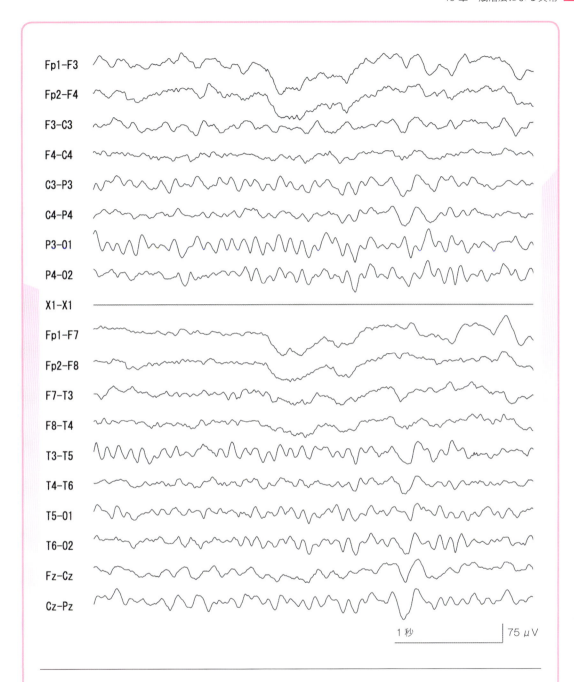

図 10-10 ■ 過呼吸中止後 30 秒

テーマ もやもや病の re-build up-3（10 章-5 を読み出してください）

解 説 過呼吸中止後 30 秒の脳波です（時刻は 9:56:06）．徐波の混入は減り，優位律動も過呼吸開始前のレベルに戻っています．

第二部　応用編

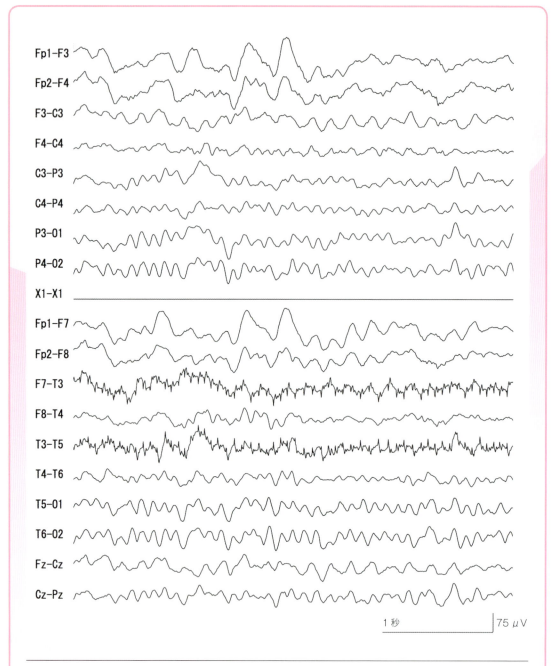

図 10-11 ■ 過呼吸中止後 4 分 30 秒

テーマ　もやもや病の re-build up-4（🔍 **10 章-5** を読み出してください）

解　説　過呼吸中止後 4 分 30 秒（時刻は 10:00:04）の脳波です．中止後 1 分（9:56:33）位から左 1/4 半球に徐波が出現し，re-build up と判断しました．小児では，偶発的に過呼吸により re-build up を認めて，もやもや病と診断されます．もやもや病とわかっている小児に過呼吸を行うことは禁忌です．

10 章　賦活法による異常

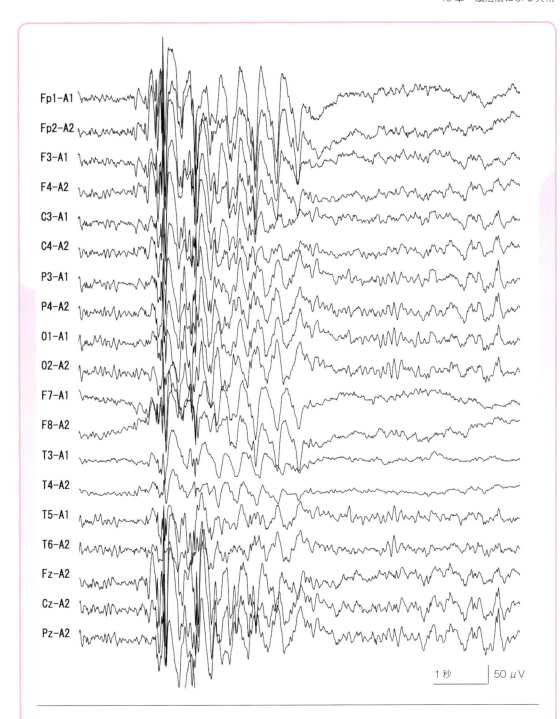

1 秒　　50 μV

図 10-12 ■ 軽睡眠中の突発波

テーマ　自然睡眠による突発波出現（◎10 章-6 を読み出してください）

解　説　時刻は 10:17:09 です．1 頁表示時間を 20 s にして，突発波の全波形が一瞥できるようにしました．ほぼ覚醒脳波です．10:17:13 にすると軽睡眠となります．10:17:24 に全般性の突発波が出現します．発作波が消失すると再び軽睡眠となります．

第二部　応用編

11章 正常亜型と偽性てんかん波

　異常と間違いやすい生理的律動があります．これを正常亜型 normal variants と呼びます．数は少ないですが，波形の特徴をよく掴んでおかなければなりません．また，てんかんか否かを判断する上で，てんかん性異常波に類似した生理的突発波を見極める必要があります．こうした脳波パターンについて，その出現の仕方（出現頻度，出現部位，出現状況）について解説します．てんかん性の異常所見と誤判読した場合には，長期間の不必要な服薬は社会生活の制限といった大きな不利益を患者に与える可能性があります．したがって，脳波判読者はこういったパターンをよく知っておく必要があります．なお，本章での図はオリジナルですが，波形解析には主観が入ります．参考文献の図も参照してください．偽性てんかん波という用語はありませんが，ここではてんかん波と誤りやすい脳波波形という意味を強調する目的であえて使用します．正常人でも出現するので，病的意義はないと考えられています．

参考文献

1) Klass DW, Westmoreland BF: Nonepileptogenic epileptiform electroencephalographic activity. Ann Neurol 18:627-635, 1985.
2) Westmoreland BF, Klass DW: Unusual EEG patterns. J Clin Neurophysiol 7: 209-228, 1990.
3) 松岡洋夫, 三浦伸義 : 臨床的意義が不明な特異な脳波所見. 臨床神経生理学 34:170-179, 2006.
4) Noachtar S, Rémi J: The role of EEG in epilepsy: a critical review. Epilepsy Behav 15:22-33, 2009.

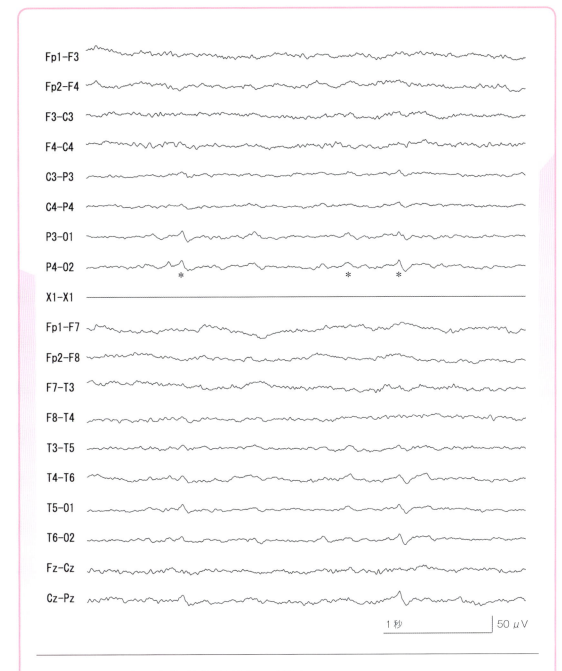

図 11-1 ■ 睡眠時後頭部陽性鋭一過波 −1

テーマ 睡眠時後頭部陽性鋭一過波 positive occipital sharp transient of sleep（POSTS）-1（7章-1を読み出してください）

解 説 40代後半，健常男性．時刻を10:50:50にして，PatをⅢAに変えてください．両側後頭部にPOSTSが出現しています（＊）．POSTSは4〜5Hzの陽性鋭波で睡眠時後頭部に出現し，ときに非対称性です．15〜35歳でよく認められます．双極導出法では，O1，O2の陽性電位がみかけ上陰性電位となってみえるので，棘波・鋭波と見誤ることがあります（次頁）．

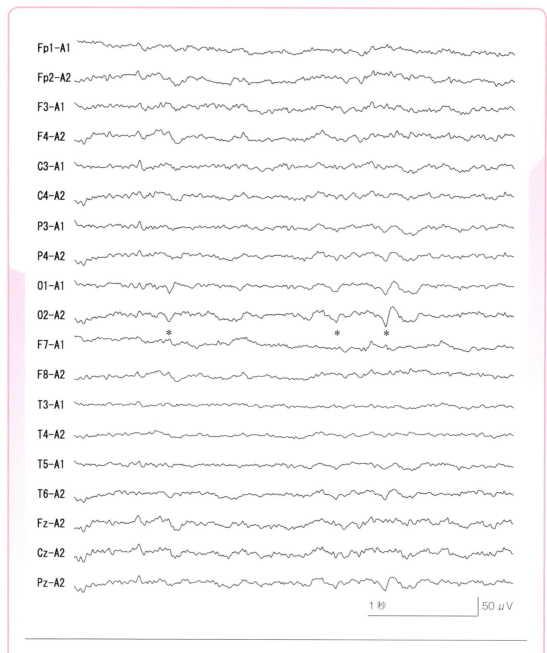

図 11-2 ■ 睡眠時後頭部陽性鋭一過波 -2

テーマ POSTS-2（7章-1を読み出してください）

解説 時刻は 10:50:50 のままで，Pat を基準電極導出のＩＡに変えてください．両側後頭部の POSTS が陽性に振れていることがわかります（＊）．

11 章 正常亜型と偽性てんかん波

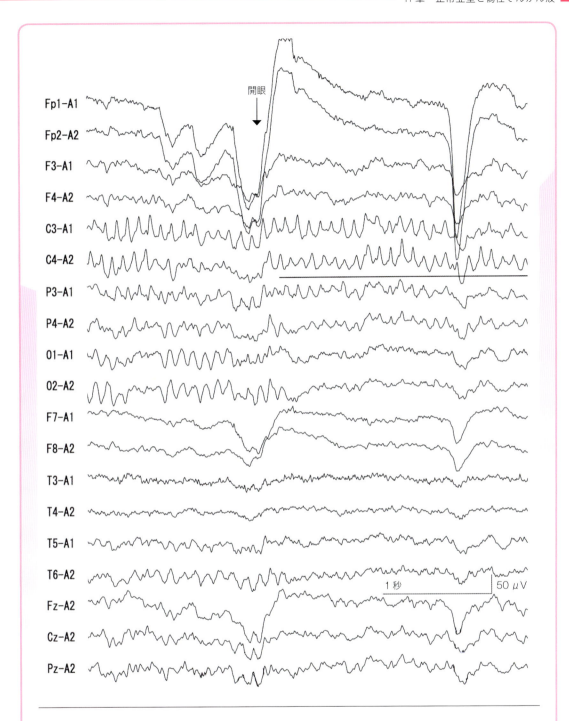

図 11-3 ■ ミュー波 -1

テーマ ミュー波 -1（◉**11 章-1** を読み出してください）

解 説 10 代後半，男性．時刻は 10:04:34 にセットにして Pat を IA に変えてください．開眼させると両側後頭部の優位律動が抑制され，C3，C4 にミュー波が出現します（下線部）．7 ～11 Hz の α 波に似たアーチ状の波です．4 歳以下ではまれですが，8～16 歳では成人でみられる頻度（18 %）になります．非対称に出現し，尖ってみえることがあります．

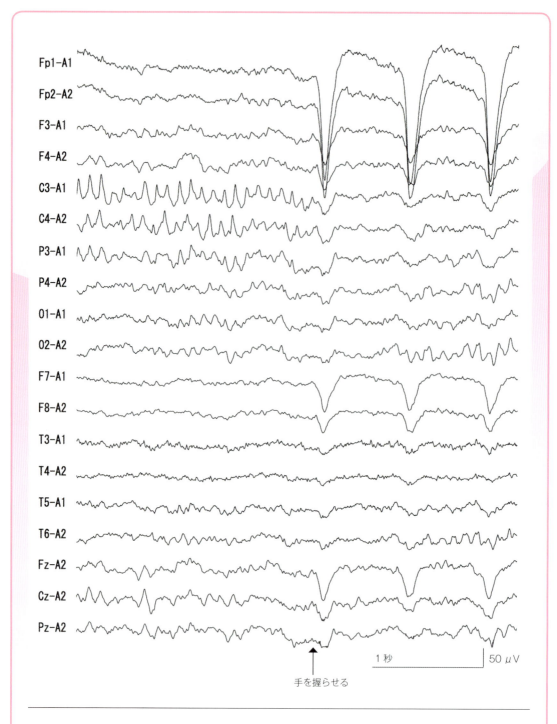

図 11-4 ■ ミュー波 -2

テーマ　ミュー波 -2（11 章-1 を読み出してください）

解説　前頁と同じ症例です．α波とは異なり，開眼で抑制されません（10:04:43）．しかし，反対側の手を握らせると消失します．

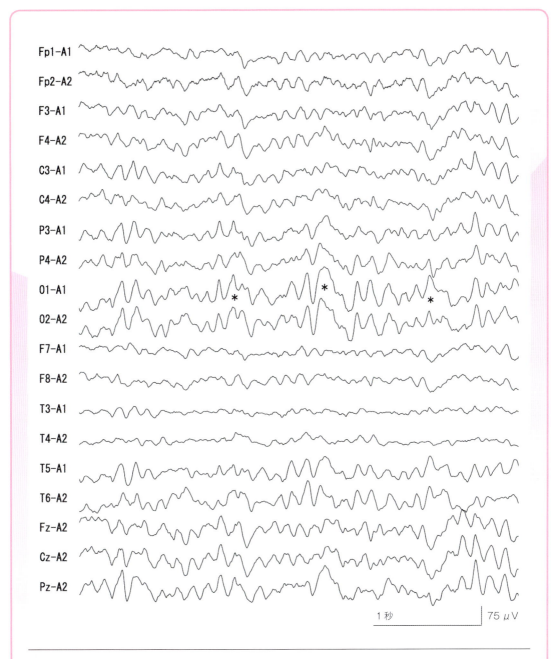

図 11-5 ■ 若年者後頭部徐波

テーマ 若年者後頭部徐波 posterior slow waves of youth（11章-2 を読み出してください）

解 説 前頁と同じ症例です（10:16:40）. Sens を 15 μV に変えてください. 若年者では, 後頭部にα波に混じって 2~3 Hz の徐波がみられます（＊）. 2 歳以下あるいは 21 歳以上ではまれで, 8~14 歳で最もよくみられます. α波と徐波が重なることにより, 棘徐波複合のようにみえます. 見分け方の一つは, 優位律動と同じ反応性を示すことです. つまり, 開眼により抑制され（時刻を 10:16:51 にセットしてください）, ウトウトした状態になると消失します. 反応性がなければ, 後頭部の徐波と解釈されます.

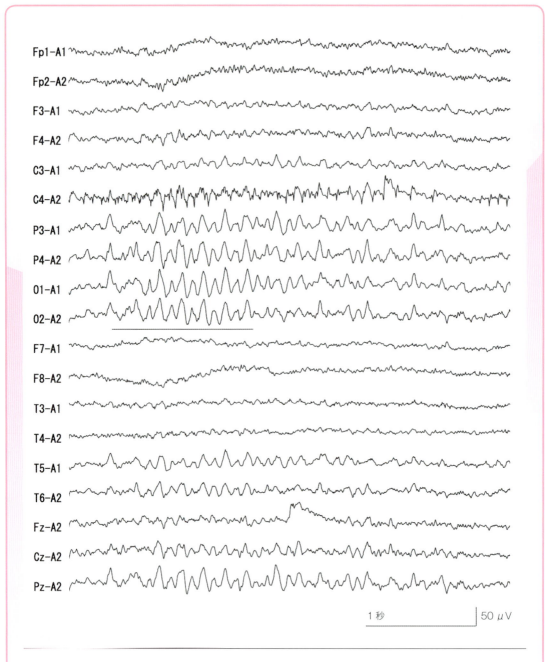

図 11-6 ■ 徐α異型

テーマ　徐α異型 slow α variants（11章-3 を読み出してください）

解説　80代前半，男性．時刻を 10:44:43 にセットします．3～6 Hz（大部分は 4～5 Hz）の特徴的な律動で周波数は多くの場合α波と調和関係（α波の 1/2 の周波数）にあり，α波と交代性に出現するかα波と混合して出現します．

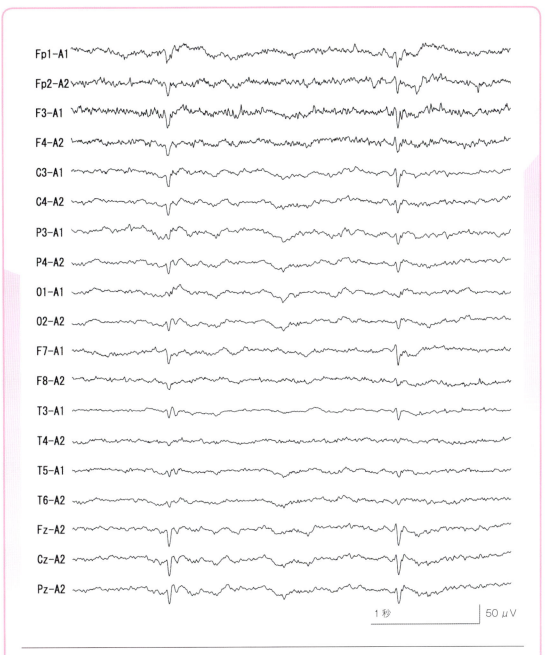

図11-7 ■ 小鋭棘波

テーマ 小鋭棘波 small sharp spikes（SSS）（⊙11章-4を読み出してください）

解　説　50代後半，女性．PatをＩＡに変え，時刻を10:32:51にセットしてください．SSSは入眠〜軽睡眠時に出現します．その特徴は，低振幅（50 μV以下）で，持続も短い（50 ms以下）ことです．ほとんどが陰性単相ないし陰・陽二相性で，徐波成分を伴いません．二相性の場合は，陰性相から陽性相への勾配が急です．側頭部に多く出現し，片側性のこともあります．側頭部のてんかん棘波と異なり，SSSはほぼ同一の波形が常同的に非周期性に出現し，臨床症状を伴いません．別名，睡眠時良性てんかん型一過波 benign epileptiform transients of sleep（BETS）とも呼ばれます．

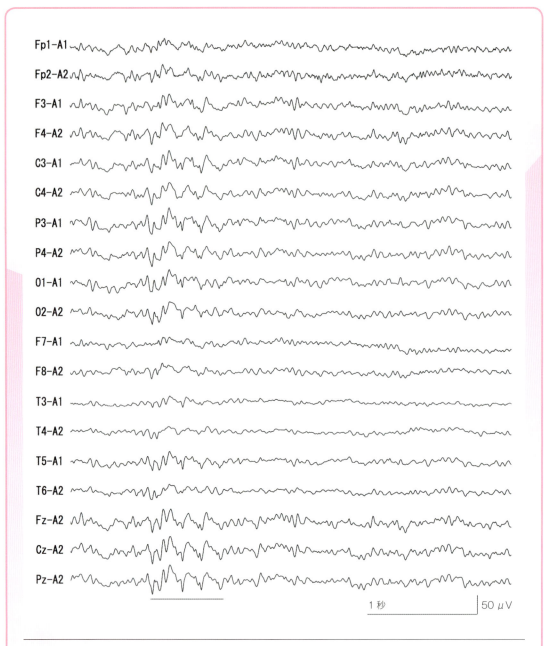

図 11-8 ■ 14 & 6 Hz 陽性棘波

テーマ 14 & 6 Hz 陽性棘波（⊙11章-5 を読み出してください）

解 説 20代後半，女性．Pat を I A に変え，時刻を 13：46：50 にセットしてください．櫛型の律動性の陽性棘波の群発で，振幅は 75 μV 以下です．14 & 6 Hz 陽性棘波は主として入眠期で出現し，3〜14 歳でよくみられます．群発は 1 秒以下で，後側頭部に両側同期性あるいは片側性に出現します．昔は自律神経発作との関連が深いとされていましたが，現在ではてんかんとは関係なく正常と考えられています．

11章　正常亜型と偽性てんかん波

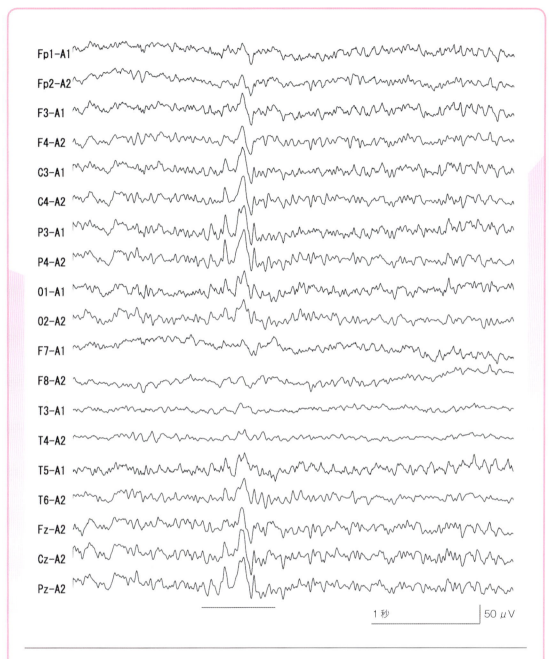

図11-9 ■ 6 Hz 棘徐波（FOLD）

テーマ　6 Hz 棘徐波 -1（⦿11章-6 を読み出してください）

解説　40代前半，女性．この周波数 6 Hz の小さな棘徐波（50 μV以下）は，覚醒時〜傾眠期で出現します．若年成人に主にみられます．両側同期性で全般性に出現し，持続は 1〜2 秒程度です．棘波の振幅が徐波に比べて目立たないので phantom（幻の）spike-and-waves とも呼ばれます．女性（Female），後頭部（Occipital），低振幅（Low），入眠期（Drowsy）に出現する FOLD タイプは，病的意義はないと考えられています．

99

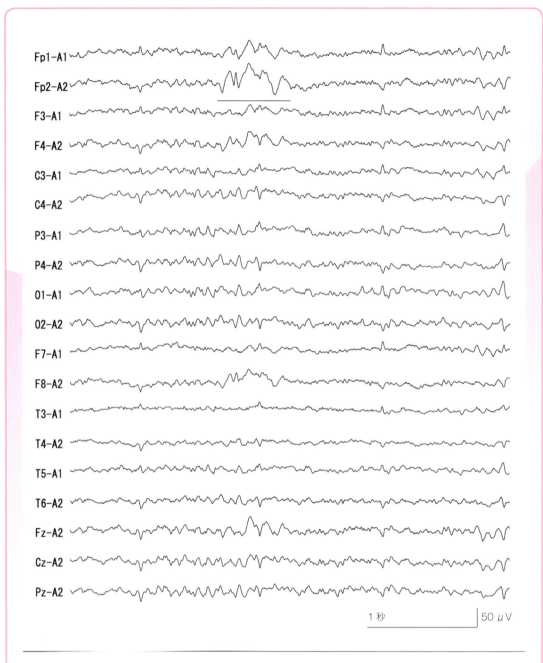

図 11-10 ■ 6 Hz 棘徐波（WHAM）

テーマ　6 Hz 棘徐波 -2（11 章-7 を読み出してください）

解　説　50 代前半，男性．覚醒時（Waking），高振幅（High），前方（Anterior），男性（Male）の特徴をもつ WHAM タイプはてんかん発作を有する患者に多いとされています．

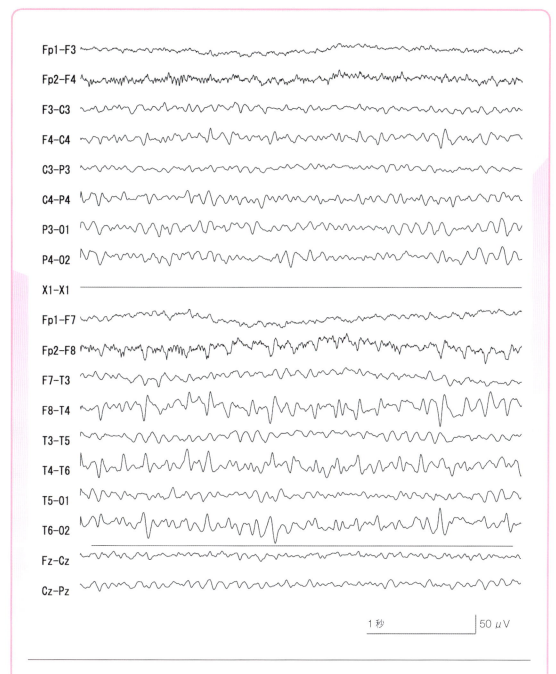

図 11-11 ■ 律動性中側頭部放電

テーマ 律動性中側頭部放電 rhythmic mid-temporal discharges（RMTD）（◎11章-8 を読み出してください）

解説 40代後半，女性．Pat を Ⅲ A に変え，時刻を 8:55:44 にセットしてください．右側頭部（T4）優位にノッチのある律動性 θ 波が出現します．RMTD は精神運動発作異型 psychomotor variant とも呼ばれます．傾眠期でよく出現し，一側ないし両側の中側頭部中心に律動性 θ 波が群発し，5秒～1分程度持続します．若年成人に主にみられます．

101

第二部　応用編

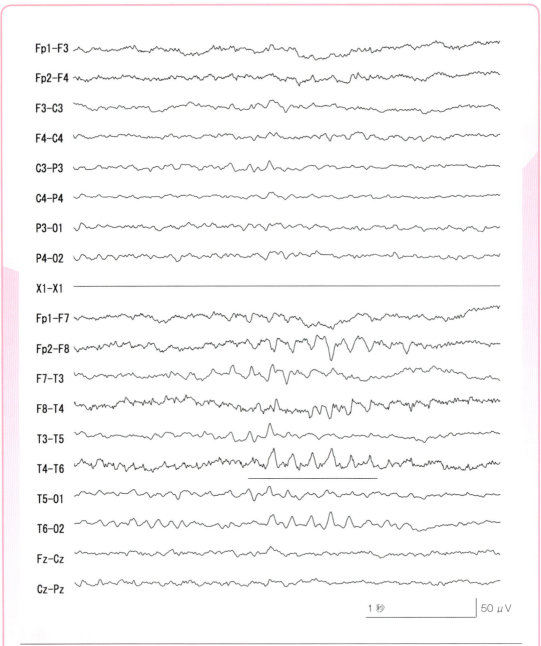

図 11-12 ■ ウィケット棘波

テーマ　ウィケット棘波（11章-9 を読み出してください）

解説　30代前半，女性．入眠期〜軽睡眠期に側頭部に出現するミュー波に似たアーチ状の単相性の波形であり，形が西洋の小窓（wicket）に似ています．50歳以降でよくみられ，0.9％の頻度といわれます．両側同期性もしくは片側性に出現します．単発で出現した場合には，棘波と見誤ることがあります．しかし，背景活動から浮き立っておらず，徐波を伴わないことが鑑別の助けとなります．

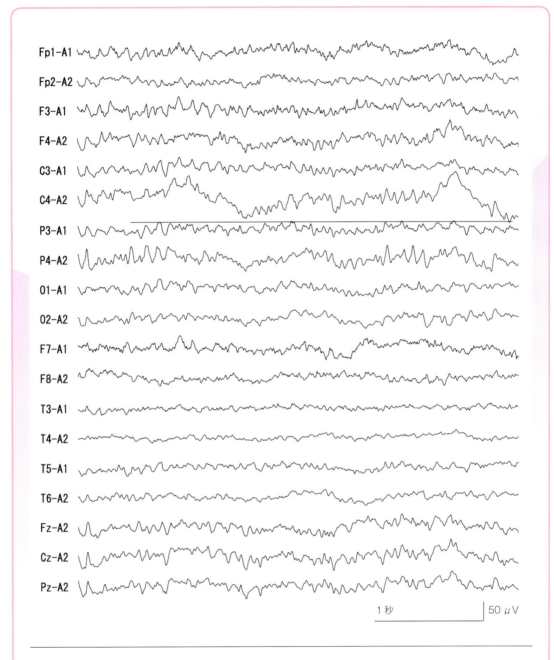

図 11-13 ■ ブリーチリズム

テーマ ブリーチリズム（11章-10 を読み出してください）

解 説 50代後半，女性．Pat を I A に変え，時刻を 09:59:00 にセットしてください．右中心・頭頂部優位にミュー波様のリズムと高振幅徐波を認めます．ブリーチ breach は裂け目の意味で，骨欠損のため，その部の電気抵抗が減弱し，脳波振幅が大きくなります．周囲と比較して振幅の高い速波ないしミュー波様波形が目立って出現することがあり，徐波を伴うこともあります．これもてんかんとは関係ありません．

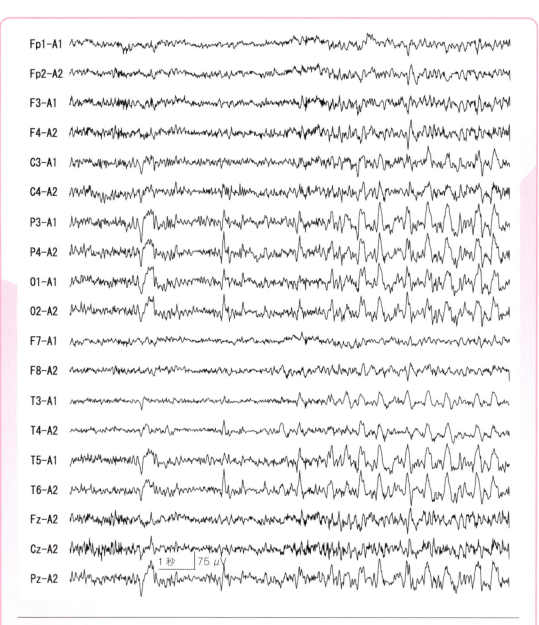

図 11-14 ■ SREDA-1

テーマ 成人無症状性律動性電気的放電 subclinical rhythmic electrographic discharges of adults (SREDA) -1 （11章-11 を読み出してください）

解説 50代後半，女性．Sens を 15μV，1頁表示時間を 20s に変え，時刻を 12:00:03 にセットしてください．SREDA は単発の高振幅・単相性の鋭波あるいは徐波で始まります．1～数秒後に鋭波の出現頻度が早くなり，次第に周波数を増し，4～7 Hz の持続的・律動的正弦波様パターンになります．10秒～5分（平均40～80秒）続き，突然終了します．この間，意識減損はありません．高齢者に主にみられ，てんかん性異常ではありませんが，潜在性の慢性脳虚血・低酸素状態と関連すると考えられています．2000人に1人の割合で出現します．Sens は 15μV で，紙送りスピードを 1cm/秒にしています．

11章 正常亜型と偽性てんかん波

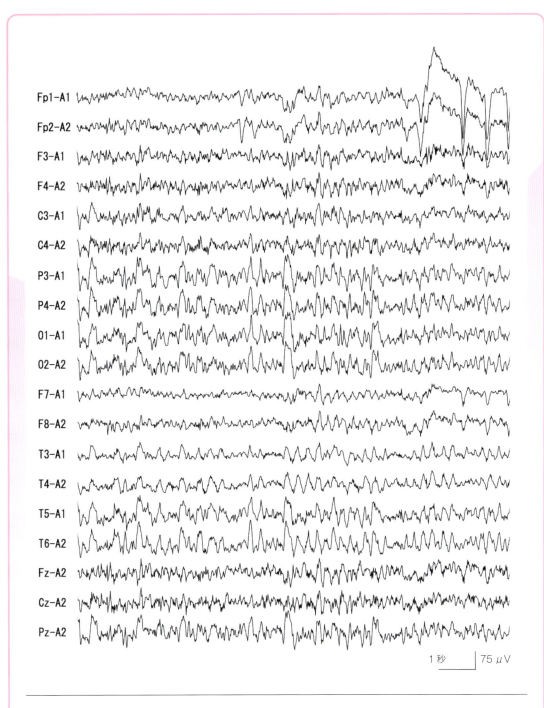

図 11-15 ■ SREDA-2

テーマ	SREDA-2（11章-11 を読み出してください）
解説	前頁からの続き（12:00:15）で，開眼（右）で終了しています．

第二部　応用編

12章 てんかん

1 てんかんの定義

　世界保健機関（WHO）によると，てんかんは「大脳神経の過剰な発射により反復性の発作を生じる慢性の脳疾患で，種々の原因が存在し，様々な臨床症状及び検査所見を伴うもの」と定義されています．この定義には「大脳神経の過剰な発射ではない」「反復性でない」「慢性でない」「脳疾患でない」「臨床症状が合わない」「検査所見が合わない」といったものは「てんかん」と鑑別しなければならないという意味が込められています．十分な情報（病歴）を収集することおよび発作の現場を目撃することがてんかんの診断に最も有用です．

　非誘発性発作の初回てんかん性発作の場合は，脳波（光刺激，過呼吸，睡眠を含む）を記録することが推奨されます．睡眠賦活脳波はてんかん性放電の記録の出現頻度を上げます．必要に応じて，神経画像検査やビデオ脳波同時記録も行います．

　なお，本章では乳幼児期特有のてんかん症候群は取り扱いませんので，参考文献[1~3]をご参照ください．

2 てんかん重積状態 status epilepticus（SE）

　SE は，「臨床的あるいは電気的てんかん活動が少なくとも 5 分以上続く場合，またはてんかん活動が回復なく反復し 5 分以上続く場合」と定義されています[4]．SE は，全身けいれん重積状態 generalized convulsive status epilepticus（GCSE）と非けいれん性てんかん重積状態 nonconvulsive status epilepticus（NCSE）に分けられます．

　GCSE は強直間代発作，ミオクロニー発作，部分てんかんからの 2 次性全般化などがあります（図 12-7, 10）．NCSE は，主に複雑部分発作または単純部分発作が重積する状態で，けいれん発作を呈することなく，意識障害や行動異常が続きます（図 12-13, 14）．意識障害の患者で脳波上，びまん性多形性 δ 活動，紡錘波昏睡，α / θ 昏睡，低振幅パターン，群発・抑制パターンを呈する場合は，NCSE は否定的です．一方，発作波がその振幅・周波数が進展して時間空間的に拡がる，もしくは 2.5 Hz 以上のてんかん性発射があれば NCSE で，治療を始めます．周期性同期性放電 periodic synchronous discharges（PSD）や周期性一側性てんかん型放電 periodic lateralized eplieptiform discharges（PLEDs）の場合に，NCSE かどうかはケースバイケースです．

106

12章 てんかん

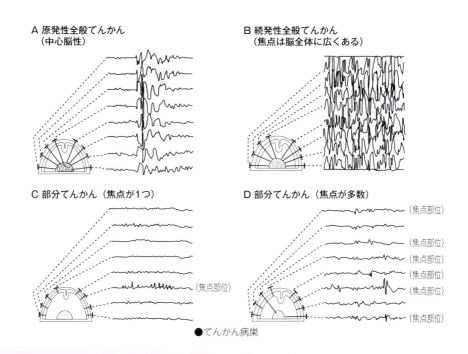

図 12-1 ■ てんかんの病型とてんかん波発現パターン

テーマ 脳波所見からてんかん原性を考える

解説 中心脳性とは，高位脳幹で視床・中脳を含む（いわゆる脳幹網様体賦活系）部位に過剰放電が起これば全般てんかんとなります（Penfield の提唱）（A）．West 症候群では大脳皮質にも器質的異常があり，全般化します（B）．大脳皮質の局所で過剰放電が起これば部分てんかんとなります（C）．多焦点性の部分てんかんもあります（D）．これは，あくまでもてんかんの臨床と脳波所見との相関を考える上での 1 つの視点です．

（文献 3）より）

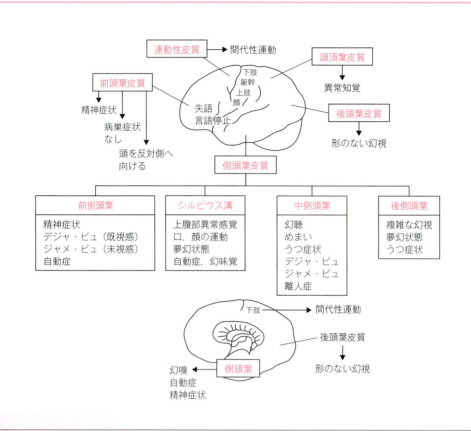

図 12-2 ■ てんかん発作と関連する脳の局所症状パターン

テーマ 病歴聴取のポイント

解説 全般てんかんなのか部分てんかんなのか，脳の局所症状を思い浮かべながら，誘因，前兆，発作の性状，けいれん後の状態を尋ねます．前頭葉，側頭葉，頭頂葉，後頭葉のそれぞれに対応する前兆，発作の性状，けいれん後の状態を頭に入れておく必要があります．

(文献3) より)

発作間欠期には突発波 paroxysmal waves を認めます．突発波とは，背景活動に含まれるα波などとは，形，周波数，振幅などの点で区別される一過性の波形で，棘波（持続時間；20〜70 ms），鋭波（持続時間；70〜200 ms）やそれに徐波を伴う棘徐波複合，鋭徐波複合，多棘徐波複合，徐波の群発 burst などいろいろなパターンがあります（図 12-3）．こうした突発波が脳波上に認められれば，逆に臨床的に発作症状が観察される可能性が高いことがわかります．突発波は被検者が実際に臨床発作を起こしていないときにも認められます．

徐波のバーストに棘波がときに重畳する場合は，slow burst with spike という表現をします．また，棘波のようにみえるものの，てんかん原性（irritable）かどうか判断がつきかねる時は，鋭一過波 sharp transients という言葉を便宜的に使うこともあります．このように，脳波専門医ですら，棘波なのかそうでないのか意見が分かれることがあります．図 12-3 に棘波の特徴を示します．棘波は立ち上がりが立ち下がりより急峻で，背景活動から浮き立つと覚えておきましょう．陽性より陰性棘波のほうが病的意義は高いと考えられています．

一般に振幅 100 μV 以上は，「高振幅」と呼ばれます．高振幅で尖鋭なα波は，小児ではしばしばみられ，成人でもときに観察されます．鋭波と酷似し，判別に迷いますが，「問題となる波が，背景をなす波の連なり，すなわち背景活動との関連においてどうなのか」という点が重要となってきます．前述したように，背景活動から浮き立っているかどうか周波数も含めて判定しなければなりません．

第二部 応用編

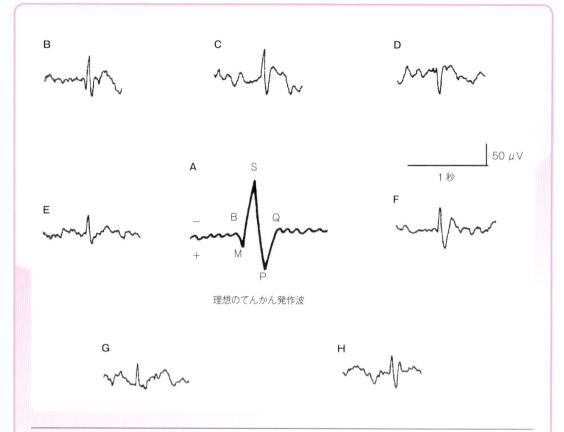

理想のてんかん発作波

図 12-3 ■ 棘徐波複合の波形の変動性

テーマ 突発波の捉え方

解説 Aに理想の棘徐波複合の模式図を示します．小さな初期陽性波（BM）に続いて主陰性成分（MSP），最後に後期陽性波（SPQ）が出現します．B〜Hはある患者の5分間の脳波記録（C3-Cz）で棘波と自動的に判定された波形です．波形にはかなり変動がありますが，棘波と同定された理由は，振幅と主陰性鋭波成分の特徴に基づいています．典型的な棘波は立ち上がり（MS）の方が立ち下がり（SP）より持続が短い，すなわち急峻です．

（文献5）より）

12章 てんかん

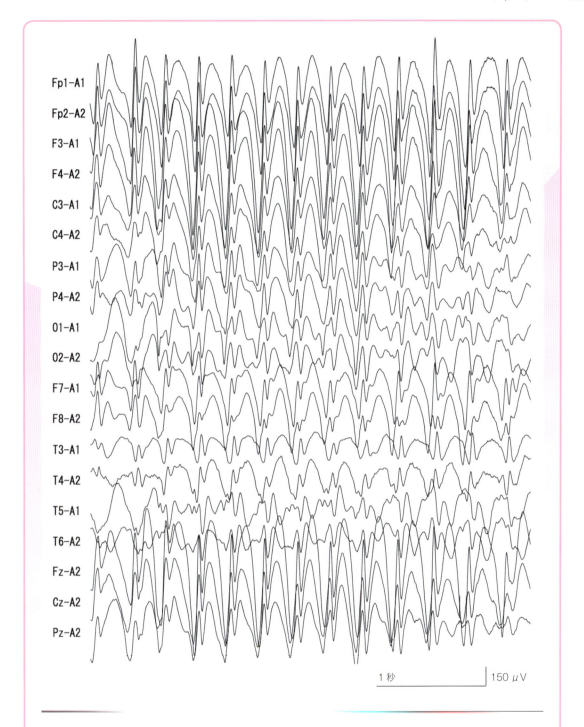

1 秒　　　150 μV

図 12-4 ■ 欠神発作の 3 Hz spike and wave

テーマ　欠神発作（◎10 章-4 を読み出してください）

解　説　幼稚園，女児．Sens を 30 μV に変え，時刻を 9:19:22 にセットしてください．過呼吸を始めて 1 分 30 秒後に突発波（3 Hz spike and wave）が出現しました．典型的な欠神発作 absence のパターンです．

111

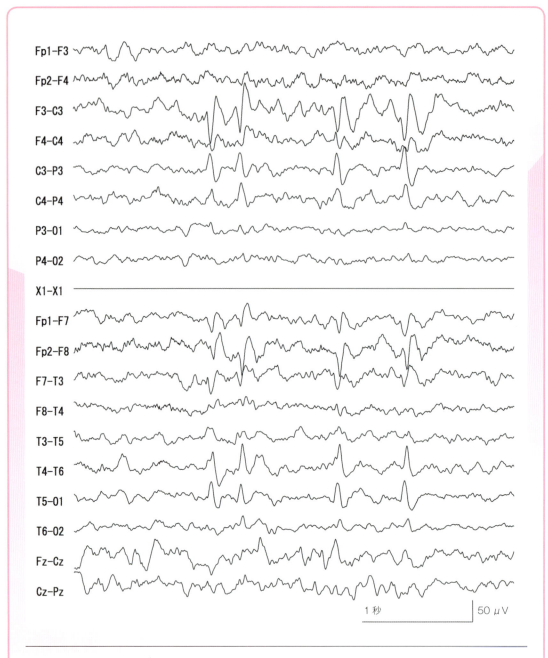

図 12-5 ■ 小児良性ローランドてんかん -1

テーマ 小児良性ローランドてんかん -1 （12 章 -1 を読み出してください）

解 説 10代，女児．時刻を 14:50:25 にセットしてください．縦の双極導出（Pat を ⅢA に変えてください）です．別名，benign childhood epilepsy with centrotemporal spikes (BECTS) ともいわれます．小児てんかんの 20％ 程度を占める頻度の高いてんかんです．シルビウス裂付近の興奮性亢進により，舌や口唇の感覚運動性の発作が生じ全般化します．発作は睡眠中や早朝にみられます．片側性のことが多いので気をつけましょう．特別な脳障害のない発達が正常な子どもで，多くは 3～14 歳にかけて起こります．

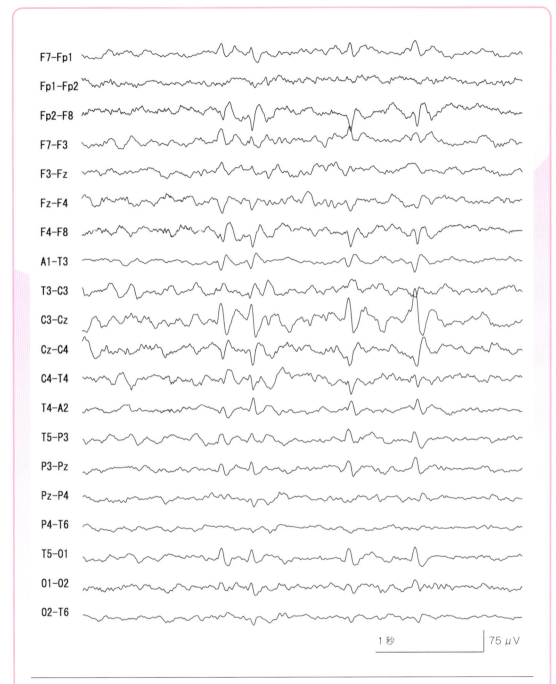

図 12-6 ■ 小児良性ローランドてんかん -2

テーマ 小児良性ローランドてんかん -2（◎12 章-1 を読み出してください）

解　説　前頁のモンタージュを横の双極導出（Pat を Ⅳ A）に変えました．時刻を 14:50:12 にセットし，Sens は 15 μV に変えてください．軽睡眠期に左中心・側頭部に鋭波・鋭徐波複合が出現します．BECTS の多くは，偶発的に見つかる場合もあります．経過は良好で，ほとんどの患者さんで思春期以降に自然に発作も止まり，脳波のてんかん性異常も消えます．

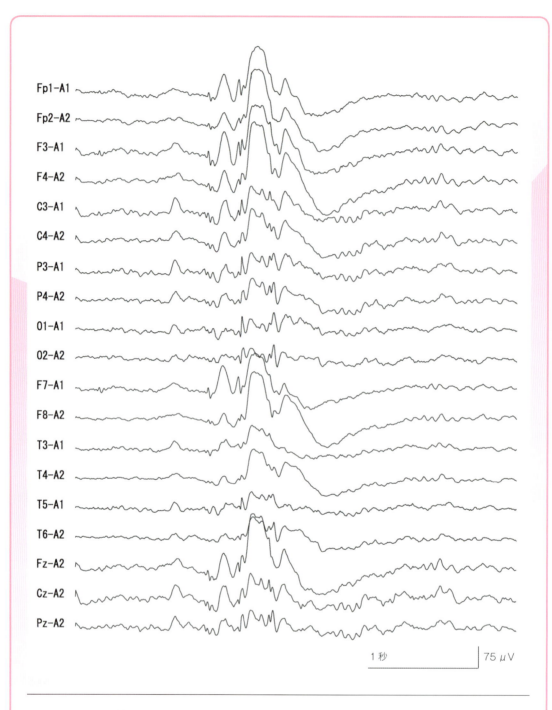

図 12-7 ■ 若年ミオクロニーてんかん

テーマ 若年ミオクロニーてんかん（ 12 章-2 を読み出してください）

解説 10代後半，女性．Sensを15μVに変えてください．若年ミオクロニーてんかんは10歳代で発症し，ミオクロニーが上肢や肩などに出現します．脳波では全般性の多棘徐波複合がみられ，ミオクロニー発作に一致して出現します．発作は断眠で誘発されやすく，覚醒直後に起こりやすいのが特徴です．光突発反応もよくみられます．

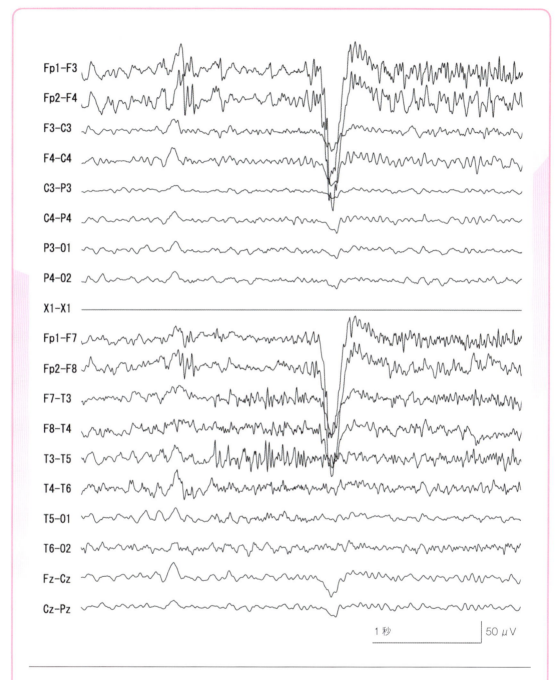

図 12-8 ■ 前頭葉てんかん

テーマ 前頭葉てんかん（12章-3 を読み出してください）

解説 30代前半，男性．Pat をⅢ A に変えてください．Fp2 を起始部として発作が始まります．棘波に続いてβ波が重畳します．下肢が動き始め（14:29:46），笑うような声を出して（14:29:49）発作は終了しました．

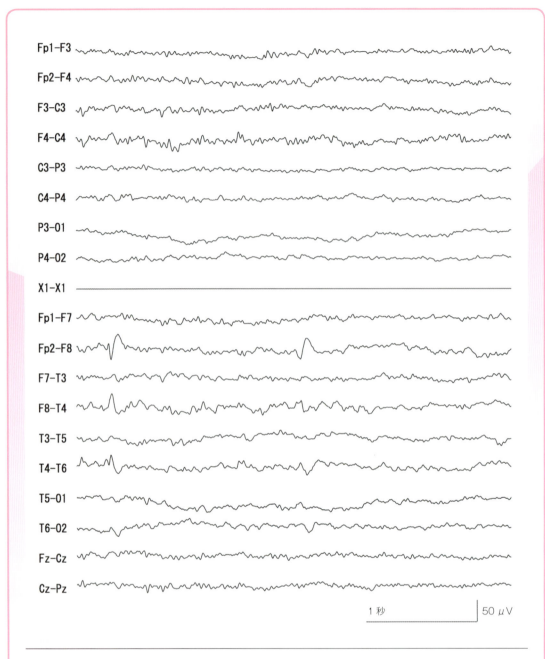

図 12-9 ■ 側頭葉てんかん

テーマ　側頭葉てんかん（12章-4 を読み出してください）

解説　50代後半，男性．Pat を ⅢA に変えてください．F8 で最大の棘徐波複合を認めます．横の導出法（ⅣA）も使って局在を確かめてください．

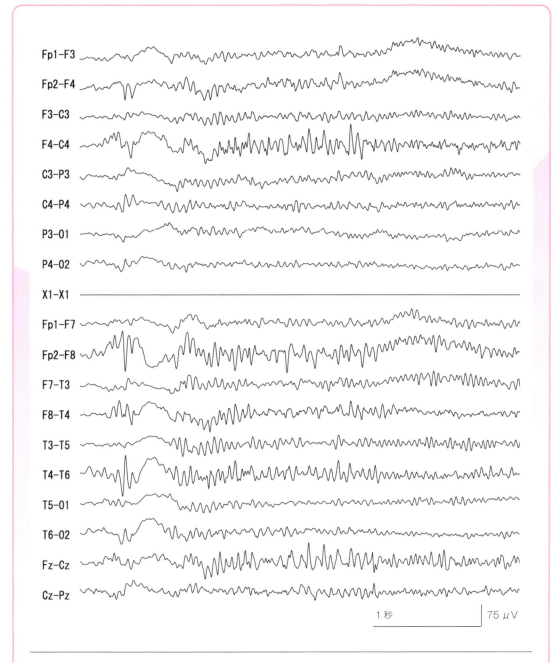

図 12-10 ■ 側頭葉てんかんの二次性全般化

テーマ 側頭葉てんかんの二次性全般化（12 章-5 を読み出してください）

解 説 30 代前半，男性．時刻を 11:12:50 にセットし，Sens を 15 μV に変えてください．F8 を起始部として発作が始まります．棘波に続いて β 波が重畳します．頭部が右に偏位し（11:12:52），右足を動かしました．呼びかけても反応がありません．発作終了後（11:13:02）は，右側優位に 1 Hz 程度の高振幅 δ が出現しています．

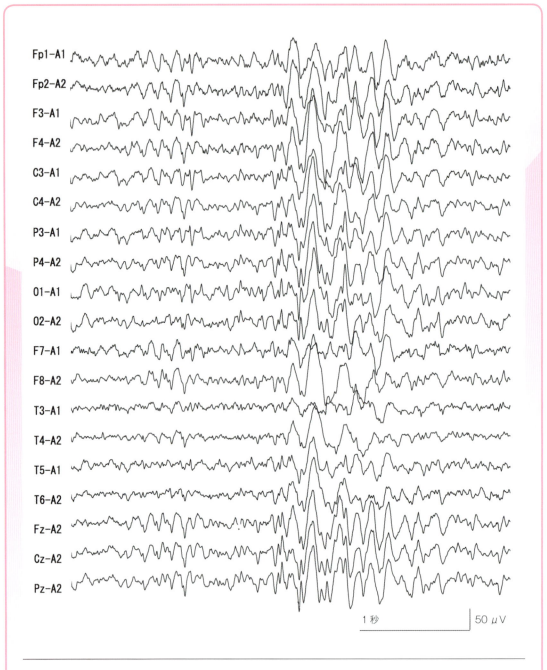

図 12-11 ■ 後頭葉てんかん

テーマ　後頭葉てんかん（12章-6 を読み出してください）

解　説　40代前半，女性．光刺激で，光突発波が出現します（図 10-3，4 と同一症例）．光刺激時以外にも後頭部優位に棘徐波複合が出現します．

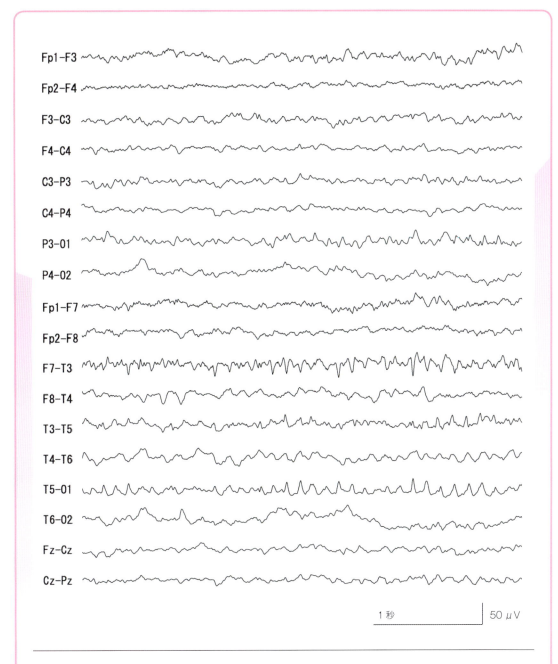

図 12-12 ■ 非けいれん性てんかん重積状態 – 開始

テーマ 非けいれん性てんかん重積状態 nonconvulsive status epilepticus（NCSE）-1
（ 12章-7を読み出してください）

解　説 70代後半，女性．PatをⅢAに変え，時刻を13:46:30にセットしてください．T3で最大の棘波を認めます．ここが発作起始部です．

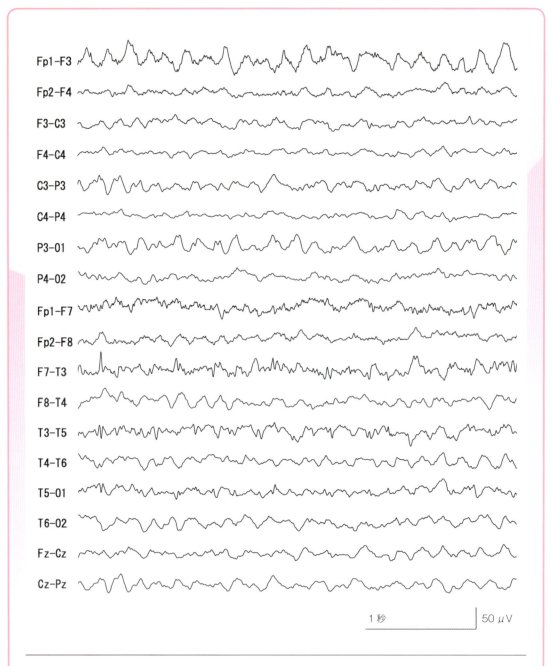

図 12-13 ■ 非けいれん性てんかん重積状態 − 拡延

テーマ 非けいれん性てんかん重積状態（NCSE）-2（12章-7 を読み出してください）

解 説 時刻を 13:47:03 にセットしてください．左半球優位に律動性 θ が混入してきます．次第に発作波が右半球にも拡延していきます．

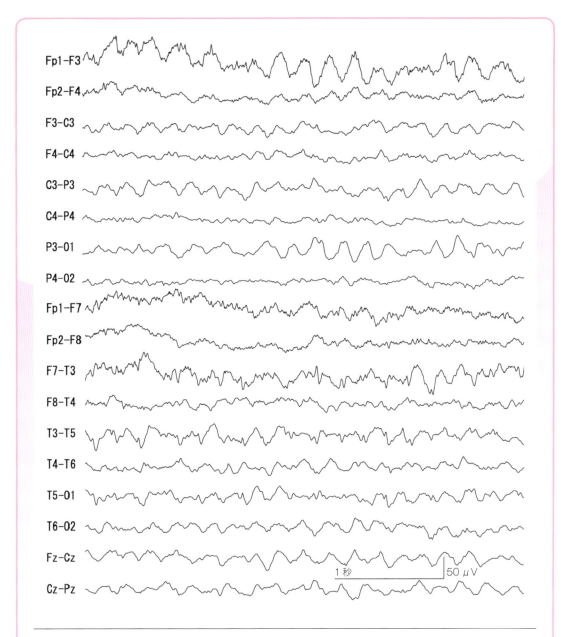

図 12-14 ■ 非けいれん性てんかん重積状態 − 全般化

テーマ 非けいれん性てんかん重積状態（NCSE）-3（12章-7を読み出してください）

解説 時刻を13:47:15にセットしてください．右半球にも律動性θが混入し，発作が全般化してきます．呼びかけには無反応で，しばらく経過を見た後，セルシンを静注しました．

参考文献

1) 日本てんかん学会（編）：てんかん専門医ガイドブック．診断と治療社，2014．
2) 兼本浩祐，丸栄一，小国弘量，他（編）：臨床てんかん学．医学書院，2015．
3) 飛松省三：ここに目をつける！ 脳波判読ナビ．南山堂，2016．
4) てんかん診療ガイドライン作成委員会（編）：てんかん診療ガイドライン2018．医学書院，2018．
5) Frost JD Jr: Automatic recognition and characterization of epileptiform discharges in the human EEG. J Clin Neurophysiol 2:231-249, 1985.

第二部　応用編

13章 徐波のみかた

1 脳波の感度

　局所性脳病変では，さまざまな脳波異常がみられます．しかもその分布は局在しているとは限らず，広汎に出現する場合があります．したがって，脳波は病変部位の局在や拡がりの同定にCTやMRIに勝るものではありません．その質的診断にも限界がありますが，脳腫瘍や脳血管障害で突発性異常波が出現する場合には，補助診断として有用です．臨床の場で遭遇しやすい局所性脳病変としては，脳腫瘍，脳血管障害，頭部外傷などがあげられます．これらの異常脳波の主体となる徐波化は，特異性の乏しいものですが，その出現パターンからそれぞれの疾患にある程度特異的な所見が捉えられることもあります．

2 局所性脳病変と脳波異常パターン（図13-1）

a 皮質の局所性病変

　皮質病変では，速波の振幅と量が減少し徐波が出現します．皮質障害部位に一致して電気的活性が減弱するため，徐波の出現は領域性または焦点性となります（図13-1A）．さらに病変から離れるにつれて脳波は正常に近づくというパターンを示します．徐波としては，波形が不規則で律動性が少ない多形性持続性δ活動 polymorphous delta activity が連続的に出現します．こうした徐波は睡眠時にも出現し，紡錘波などの睡眠波は欠如します．

b 皮質下・深部の局所性病変

　病変が脳の深部に位置するほど，影響を受ける頭皮上脳波の範囲は広くなります（図13-1B）．影響は同側大脳皮質の広い範囲に及び，特に視床病変では，同側大脳半球全体に影響がみられ，ときには対側大脳皮質にまで影響が及びます．視床病変では優位律動が著明に影響され，律動性および非律動性のδ波と律動性θ波が出現します（図13-1C）．

c 間脳・脳幹病変

　視床下部あるいは中脳網様体の損傷では，高振幅あるいは低振幅のδ波が連続する脳波像が両側性に出現し，これは最も定型的な昏睡時の脳波所見です．橋・中脳接合部以下の脳幹の病変では，深昏睡の状態にありながら，一見正常なα波が左右差なく後頭部優位に全誘導に出現することがあり，α昏睡と呼ばれます（図13-1D）．椎骨脳底動脈の閉塞による脳幹梗塞や橋出血後にみられます．

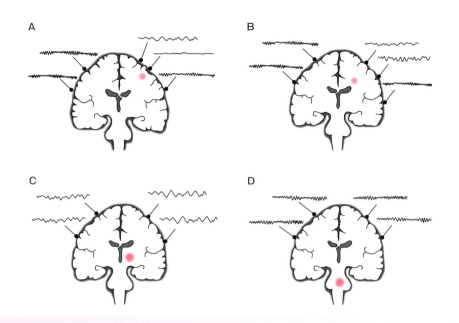

図 13-1 ■ 脳病巣と脳波異常の模式図

A：脳病巣と皮質病変による脳波異常．病変の中央に電気的に不活性な部分が存在し，その周辺に徐波の部分があり，病変から離れるにつれて脳波は正常に近づくというパターンを示します．対側の脳波は通常影響を受けません．

B：皮質下病変による脳波異常．影響を受ける頭皮上脳波の範囲は広くなりますが，異常の程度は軽くなることが多く，皮質病変の場合にしばしばみられるような電気的不活性の部分はみられません．

C：脳深部病変による脳波異常．片側の視床下部あるいは中脳網様体の損傷によってδ波が連続する脳波像が両側性にみられます．視床の病変でも，患側優位の両側性の高振幅徐波が出現することがあります．

D：脳幹病変による脳波異常．深昏睡の状態にありながらα波が左右差なく後頭部優位に全誘導に出現することがありα昏睡と呼ばれます．一般に橋・中脳接合部より尾側の病変でみられます．

（文献 1）より一部改変）

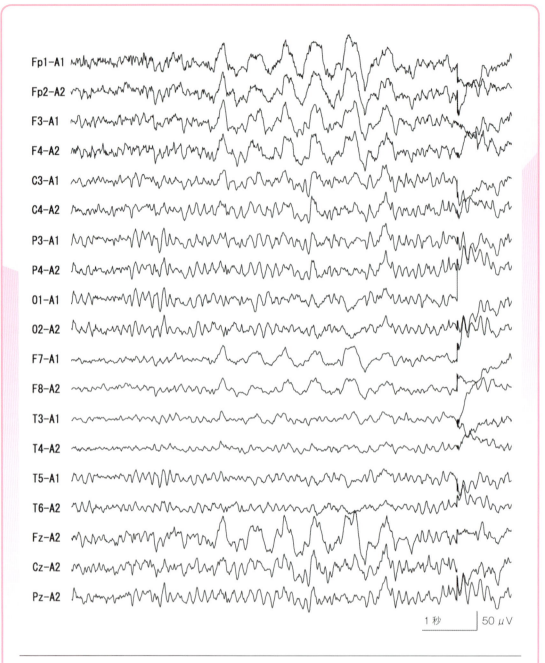

図 13-2 ■ FIRDA-1

テーマ 前頭部間欠性律動性δ活動 frontal intermittent rhythmic delta activity（FIRDA）-1
（13 章-1 を読み出してください）

解説 Pat を I A に変えて，時刻を 13:36:48 にセットしてください．FIRDA は前頭部優位に間欠的に両側同期性に出現する律動性δです．FIRDA の全体像がわかるよう，1 頁表示時間は 15s にしてください．

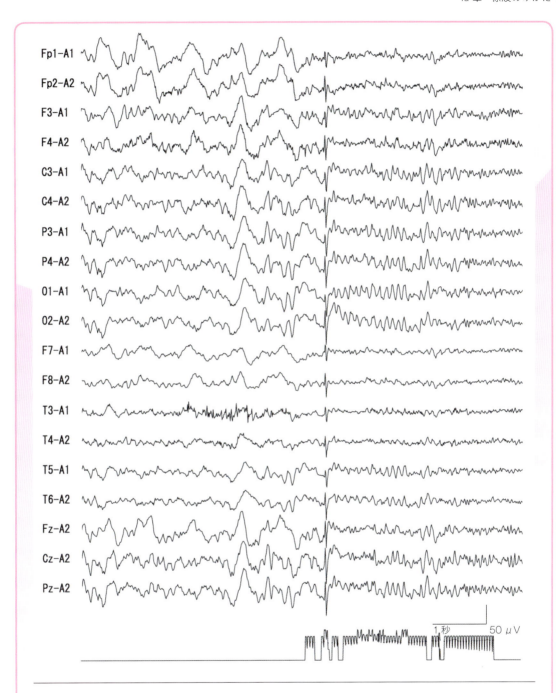

図 13-3 ■ FIRDA-2

テーマ FIRDA-2（◎13章-2 を読み出してください）

解説 時刻を 13：45：58 にセットしてください．FIRDA は間脳・脳幹部などの深部病変（投射性律動 projected rhythm）を示唆する所見と考えられていましたが，むしろ，代謝性，中毒性，炎症性などの原因による軽度～中等度の脳症にみられることが多いことがわかってきました．また，アルツハイマー病などの広範な皮質機能低下時にも出現します．てんかんとの関連はありません．後述の多形性持続性 δ 活動とは異なり，刺激に対して反応性があります．

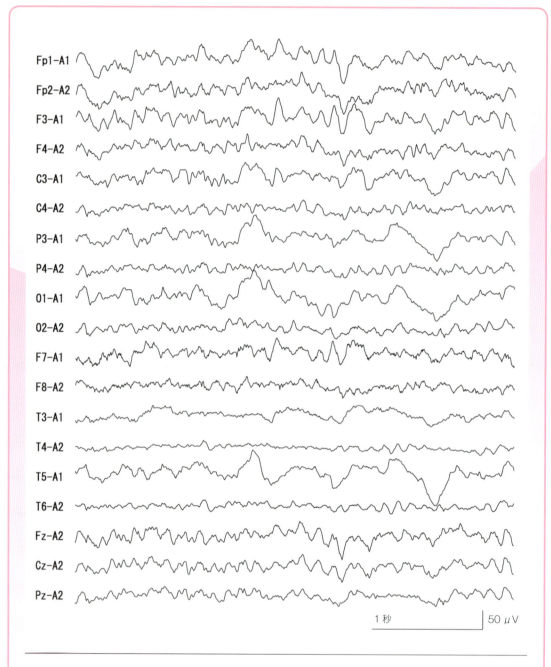

図 13-4 ■ PPDA-1

テーマ 多形性持続性δ活動 persistent polymorphous delta activity（PPDA）-1（🔊13章-3 を読み出してください）

解説 60代前半，男性．時刻を 14:56:48 にセットしてください．高振幅で不規則な形のδ波が左半球に出現しています．これは，耳朶基準導出なので，次頁以降，双極導出に変えて，徐波の局在を検討します．

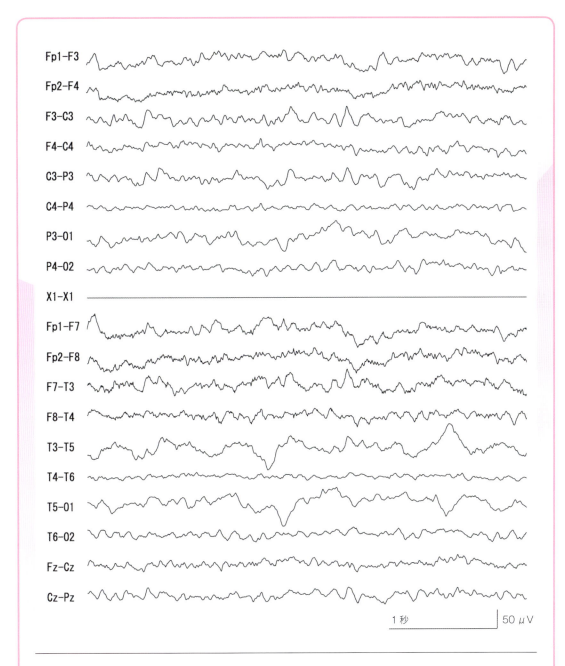

図 13-5 ■ PPDA-2

テーマ PPDA-2（●13章-3 を読み出してください）

解 説 縦の双極導出（ⅢA）にしました（Pat をⅢA に変えてください）．側頭部では F7-T3，T5 でδ波の位相逆転がありますが，傍矢状部では明瞭な位相逆転がありません．傍矢状部に側頭部の PPDA があまり波及していない可能性があります．

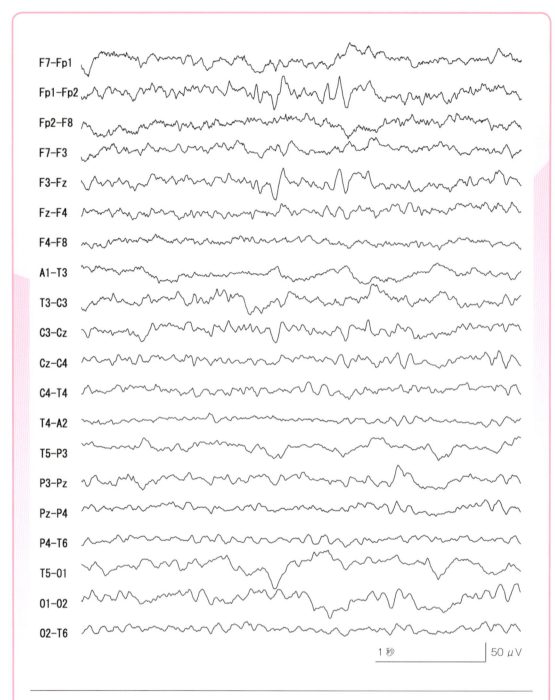

図 13-6 ■ PPDA-3

テーマ PPDA-3（13章-3 を読み出してください）

解 説 Pat を Ⅳ A に変えてください．F3，T3 で位相逆転があるので，左前頭側頭部（1/4 半球）に PPDA が分布していることがわかります．

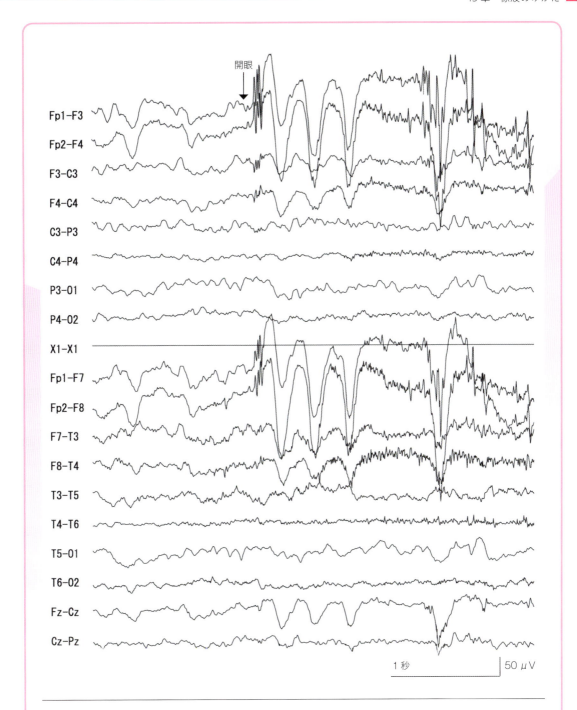

図 13-7 ■ PPDA-4

テーマ PPDA-4（◉13章-3 を読み出してください）

解 説 Pat を Ⅲ A に変えて，時刻を 14:57:10 にセットしてください．開眼に対して，PPDA は抑制されません．

第二部　応用編

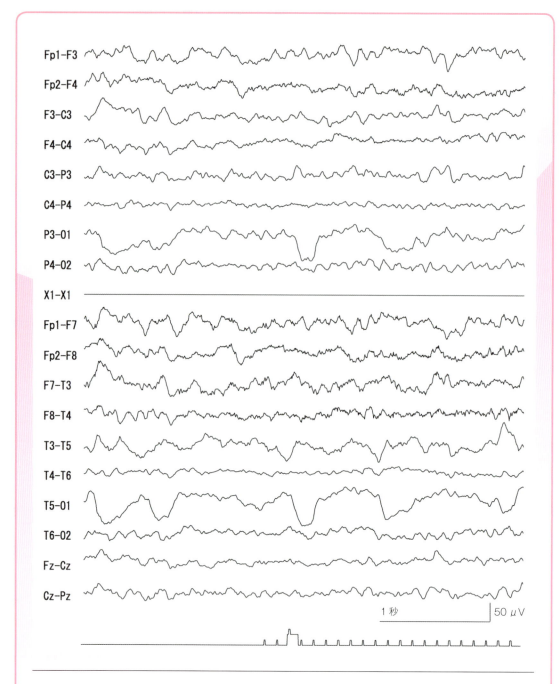

図 13-8 ■ PPDA-5

テーマ　PPDA-5（◉**13 章-3** を読み出してください）

解説　時刻を 14:58:49 にセットしてください．光刺激（9 Hz）に対しても PPDA は抑制されません．PPDA は限局性に持続的に出現する不規則な高振幅徐波であり，限局性の病変，すなわち皮質に近い白質病巣を示唆します．前述の FIRDA とは異なり刺激（開眼，光，音など）に対して反応性に乏しいのが特徴です．

3 徐波の解釈

脳波をみて，散発性にθ波が混入した場合，その結果をどう記載するか，どう解釈するかは悩ましいところです．病的意義の高い徐波をどう見極めるかが重要なポイントです．まず，覚醒時の脳波であるかどうかを確認してください．安静閉眼で後頭部にα波が出ているにもかかわらず（覚醒度が高い），徐波が出現する場合は，異常と考えてください．逆に後頭部のα波の周波数が遅くなり振幅が低下したとき（覚醒度の低下；入眠期〜軽睡眠）の，徐波は病的意義が低い（ない）と考えてください．

覚醒度の高いときに出てくる徐波は，思い切って2つに分けて，その意味を考えることをお薦めします．つまり，時間的に間欠的に出現するのか，ほぼ持続的に出現するのかをみてください．前者の代表例が，FIRDA です．一方，後者の代表は，PPDA です．この2つの特徴的徐波の特徴に関しては，図 13-2〜8 を参照してください．

例外はありますが，次の原則を頭に入れておいてください．一般的に，周波数が遅くなればなるほど，また振幅が高くなればなるほど病的意義は高くなります．間欠的に出現する徐波よりも持続的に認められる徐波のほうが，病的意義は高くなります．もしそうした異常が限局性であるならば，その部位に器質的異常が存在する可能性が高くなります．反応性も大事で，音刺激や痛み刺激などで，抑制されなければ異常の程度は高くなります．

参考文献

1）深谷 親，片山容一：局所性脳病変．臨床神経生理学 35:162-169，2007.
2）飛松省三：脳血管障害の診断 -B．画像診断 -5．電気生理学的検査．荒木淑郎，金澤一郎，柴崎浩，杉田秀夫（編）：最新内科学大系 66 巻 神経・筋疾患．脳血管障害，p115-122，中山書店，1996.
3）Schaul N：Pathogenesis and significance of abnormal nonepileptiform rhythms in the EEG. J Clin Neurophysiol 7:229-248, 1990.
4）Markand ON: Electroencephalography in diffuse encephalopathies. J Clin Neurophysiol 1: 357-407, 1984.
5）Brigo F：Intermittent rhythmic delta activity patterns. Epilepsy Behav 20:254-256, 2011.

第二部　応用編

14章 神経変性疾患

1 変性疾患の病理と脳波

変性疾患による脳波の特徴は，背景活動の不規則化と周波数低下です．主な病変が灰白質（皮質あるいは皮質下），白質，その両方を含むかによって脳波の特徴が変わります[1,2]．

a 白質優位の病変

①背景活動の異常，②てんかん型波形や発作波がない，③高振幅持続性の多形性持続性δ活動，の3つが特徴です．特に白質ジストロフィー症，Schilder病や進行性多巣性白質脳症でこのような所見がみられます．

b 皮質灰白質優位の病変

①背景活動が不規則で低振幅徐波が混入，②多形性持続性δ活動に乏しい，③両側同期性の発作波はない，の3つが特徴です．一般的に，白質病変を伴わない場合は，徐波化を呈することが多く，アルツハイマー病（後述）がその典型です．

c 皮質・皮質下灰白質優位の病変

①背景活動の異常，②周期性発作性棘徐波複合，③多形性持続性δ活動に乏しい，の3つが特徴です．周期性発作性棘徐波複合は，皮質・皮質下灰白質の異常な相互作用と考えられています．亜急性硬化性全脳炎 subacate sclerosing panencephalitis（SSPE）やCreutzfeldt-Jakob病などが代表例です［15章（p.143）を参照］．

d 主病変が大脳以下

脊髄小脳変性症，パーキンソン病，進行性核上性麻痺などでは，脳波の変化が軽度です．

2 大脳基底核疾患の脳波

a パーキンソン病

パーキンソン病 Parkinson's disease（PD）では，4割程度に背景活動の徐波化とθ，δ波の混入がみられます．定量的周波数解析をすると，徐波化の程度はPDの重症度や遂行機能障害との相関がみられることが注目されています[3]．

b パーキンソン症候群

進行性核上性麻痺 progressive supranuclear palsy（PSP），大脳皮質基底核変性症 corticobasal degeneration（CBD），多系統萎縮症，レビー小体型認知症 dementia with Lewy body disease（DLB）（後述）などあげればきりがありません．脳波の変化は，初

期には軽微です．PSP と CBD の初期の脳波を比較検討した筆者ら[4] の研究では，背景活動はほぼ正常で，両疾患とも前頭部間欠律動性 δ 活動 frontal intermitteut rhythmic delta activity（FIRDA）を認めました．一方，CBD では，局所性の徐波（病変側により強い）を認めました．いずれも非特異的な脳波所見ですが，臨床診断をする際の補完的情報となります．

c ハンチントン病

ハンチントン病 Huntington disease（HD）の覚醒時脳波は，比較的早期に α 律動の減少または消失がみられ，速波と徐波を主とする低電位パターンをとることが特徴とされています[5]．その機序として，大脳皮質神経細胞の電気活動の同期性の障害が指摘されています．また，発症前 HD では 7～8 Hz の帯域の振幅低下が報告されています[6]．ウィルソン病（肝レンズ核変性症）でも低電位脳波が報告されていますので[7]，大脳基底核が間接的にしろ，脳波の同期性に影響を及ぼしている可能性があります．

3 ▶ 認知症の脳波

超高齢化社会の到来により，認知症患者は加速度的に増加しています．認知症の 60 ％を占めるアルツハイマー病 Alzheimer's disease（AD）は早期治療介入の観点から，前臨床期 AD（認知機能正常，アミロイド PET 陽性）や軽度認知障害（記憶力低下，他の認知機能は正常）での診断バイオマーカーが求められています．現時点で，AD のバイオマーカーは臨床的な認知機能低下，アミロイド PET 陽性です．脳脊髄液の A β，タウ蛋白測定もありますが，やや侵襲的であり，臨床ルーチン検査としては難があります．しかし，脳波は，安価で繰り返し測定可能です．認知症の脳波所見は，非特異的な異常所見を示しますが，経過を追うには簡便な方法といえます[8,9]．また，脳波は中毒・代謝性疾患，一過性てんかん性健忘，Creutzfeldt-Jakob 病などの鑑別に有用です．

a アルツハイマー病

認知機能障害に加えて感情や意欲の障害，幻覚・妄想・徘徊・興奮などの精神症状・行動障害がみられます．初期から α 波の異常が出現し，背景活動の徐波化が目立ちます[8]．経過も大事で，症状が進行すると異常の程度が強くなります．背景活動の徐波化は，AD診断を支持しますが，正常脳波であっても AD は否定できません．認知機能低下に加えて精神症状のある 60 歳の患者で脳波が中等度異常なら，AD は否定的で，他の疾患を考慮しなければなりません[10]．

b 前頭側頭葉変性症

性格変化と社会的行動の障害が目立ちます．Pick 病をはじめとする前頭側頭葉変性症 frontotemporal lobar degeneration（FTLD）では，初期には異常がありません．進行しても異常の程度は軽度です．脳波異常が出現しにくい理由の一つとして，主病変が前頭葉・側頭葉にあるからと考えられています[9]．認知症初期に脳波異常がない場合は，AD

第二部　応用編

よりも FTLD の可能性が高くなります[9].

C レビー小体型認知症

　臨床的には動揺性の認知機能，リアルな幻視，パーキンソン症状を特徴とします．DLB
では AD よりも異常の程度が強いことが指摘されています[10].　α波の消失，FIRDA，側
頭部での一過性徐波（θ，δ波）が目立ちます．2017 年の DLB の診断基準には支持的バ
イオマーカーとして「脳波で後頭部の徐波化」が入っています[11].　筆者らが注目している
のは，刺激に対する反応性の低下です．開眼や光刺激において DLB では，AD に比べて
α波や徐波の反応性の低下が目立ちます（図 14-4～6）．意識障害 [15 章（p.144）を参照]
でも反応性が大事だと述べていますが，認知症でも進行すると開眼や光刺激などに対する
反応性が低下してきますので，注意深く観察してください．

4 認知症における定量的脳波解析

　視察による定性的な脳波所見をできるだけ定量化して，解析する方法が試みられていま
す．次頁以降，AD と DLB の脳波を示しますので，所見のスコア化の参考にしてくださ
い．

後頭部優位律動の周波数	1＝8－9 Hz 2＝7－8 Hz 3＝6－7 Hz 4＝4－6 Hz 5＝なし
背景徐波活動	0＝なし 1＝間欠性 θ 2＝間欠性 θ＋散発性 δ 3＝間欠性 θ＋間欠性 δ 4＝持続性 θ＋δ 5＝持続性 δ
優位律動の反応性	0＝正常 1＝開眼による抑制低下 2＝開眼による抑制なし 3－5＝体性感覚 or 聴覚刺激による反応性なし
非突発性徐波	0＝なし 3＝徐波の混入 5＝FIRDA
局所性異常	0＝なし 1＝片側性（中等度） 2＝両側性（中等度） 3＝片側性（高度）＋対側 4＝両側性（高度） 5＝多局所性
鋭波活動	0＝なし 2＝散発性鋭波 3＝頻発性鋭波 4＝三相波 5＝PSD or PLEDs
	総計＝

表 14-1 ■ Grand Total EEG Score

テーマ 定量的脳波スコア（Grand Total EEG Score）

解説 後頭部優位律動の周波数，徐波の混入程度，優位律動の反応性，非突発性異常，局所性異常に関して，それぞれスコア化し，その総計を算出します．Lee らは，AD の中央値が 4 点，DLB のそれが 9 点で，6.5 点をカットオフ値にすると，感度 79%，特異度 76% で，DLB が疑われると報告しています．また，DLB では FIRDA を 17.2％ に，AD では 1.8% に認めており，FIRDA も参考所見になると述べています．

（文献 10）より）

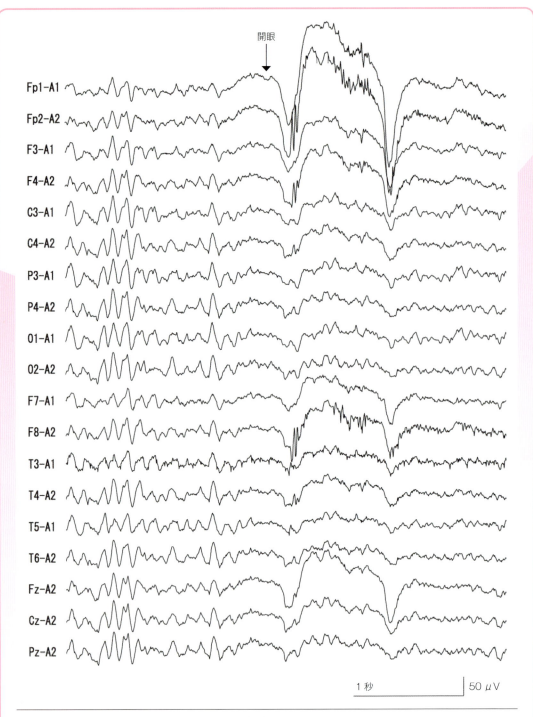

図 14-1 ■ アルツハイマー病の脳波 -1

テーマ 開眼に対する反応性（◉14 章-1 を読み出してください）

解説 80 代前半，女性．Pat を I A に変えて，時刻を 10:26:39 にセットしてください．中等振幅の 8 Hz の α 波が優位律動です．その組織化は不良です．開眼させると，α 波の抑制を認めますが，完全には抑制されていません［図 5-5 参照（健常者の開眼に対する反応性）］．

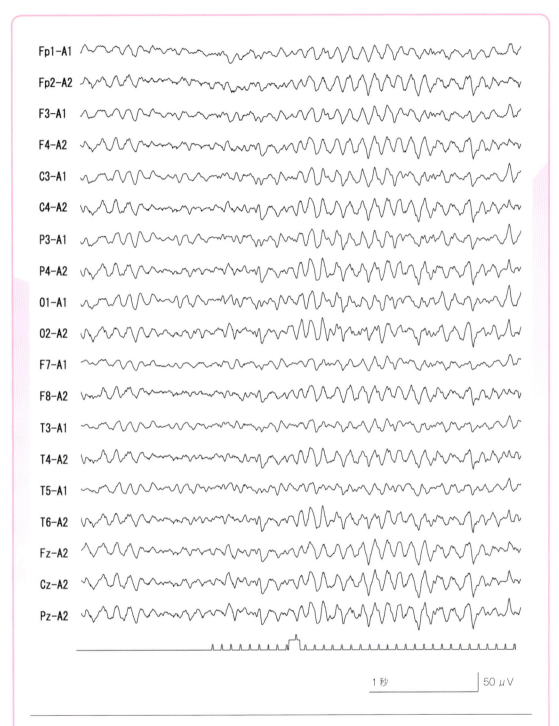

図 14-2 ■ アルツハイマー病の脳波 -2

テーマ 光刺激に対する反応性（⊙14章-1を読み出してください）

解説 前頁と同じ症例です．時刻を 10:42:31 にセットしてください．12 Hz の光刺激では，優位律動は抑制されません．

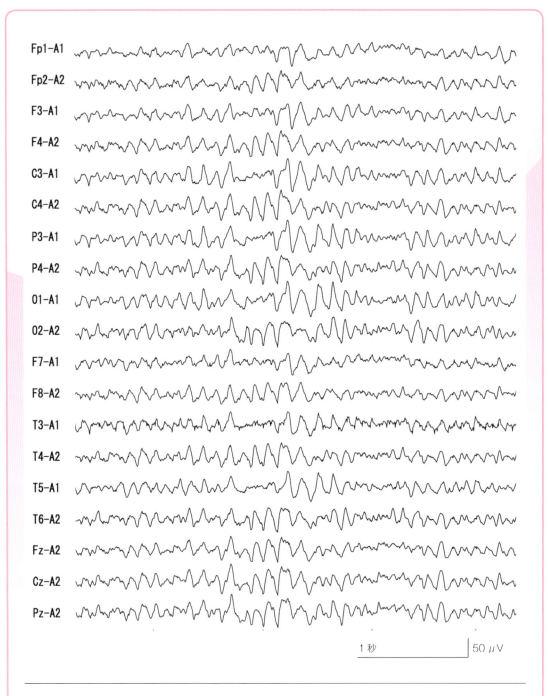

図 14-3 ■ アルツハイマー病の脳波 -3

テーマ 間欠性徐波の混入（◎14 章-1 を読み出してください）

解説 前頁と同じ症例です．時刻を 10:27:40 にセットしてください．間欠的に 6～7 Hz の θ 群発を認めます．

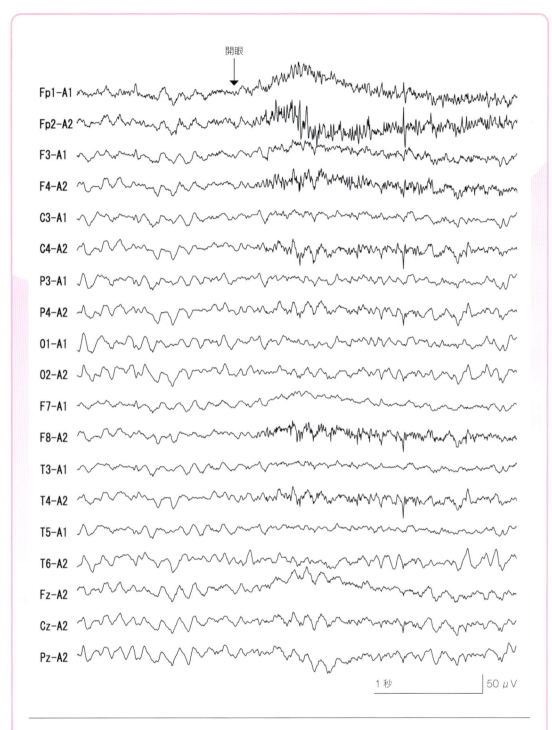

図 14-4 ■ レビー小体型認知症の脳波 –1

テーマ 開眼に対する反応性（◉14 章 -2 を読み出してください）

解説 80 代前半，男性．時刻を 11:21:47 にセットしてください．中等振幅の 7～8 Hz の α 波が優位律動です．その組織化は不良です．開眼させると，α 波の抑制がありません．

第二部 応用編

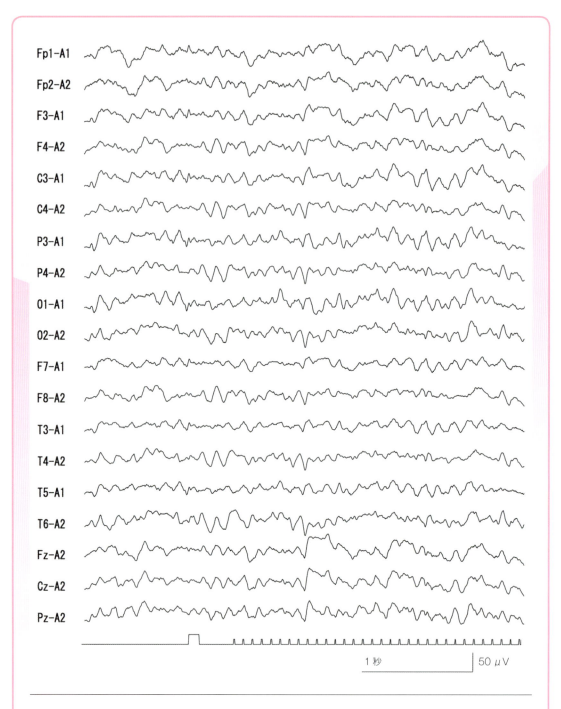

図 14-5 ■ レビー小体型認知症の脳波 -2

テーマ 光刺激に対する反応性（●14 章-2 を読み出してください）

解説 前頁と同じ症例です．時刻を 11:39:10 にセットしてください．12 Hz の光刺激では，優位律動は抑制されません．

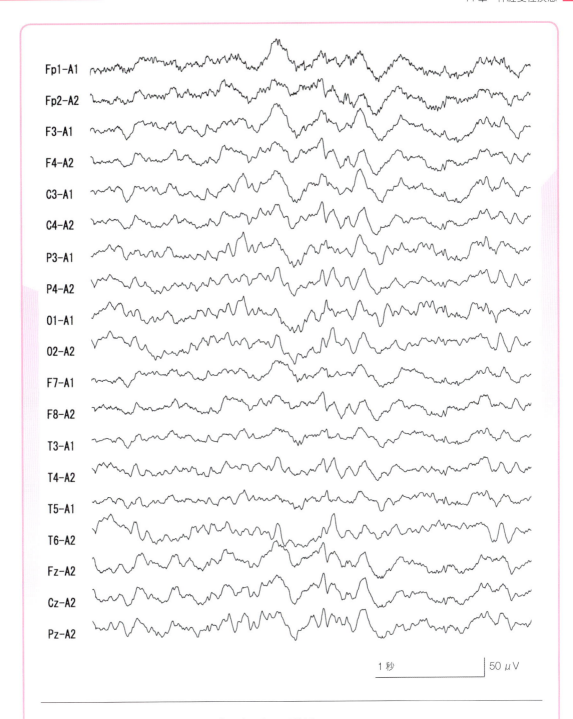

図 14-6 ■ レビー小体型認知症の脳波 –3

テーマ 間欠性徐波（ 14 章-2 を読み出してください）

解説 前頁と同じ症例です．時刻を 11:22:44 にセットしてください．FIRDA がときどき出現します．

第二部　応用編

参考文献

1) Gloor P, Kalaby O, Giard N: The electroencephalogram in diffuse encephalopathies: electroencephalographic correlates of gray and white matter lesion. Brain 91:779-802, 1968.

2) Markand ON：Electroencephalography in diffuse encephalopathies. J Clin Neurophysiol 1: 357-407, 1984.

3) 大石実，森田昭彦，亀井聡：パーキンソン病の Visual view．パーキンソン病における脳波周波数解析 : Fontiers in Parkinson Disease，6:22-25，2013.

4) Tashiro K, Ogata K, Goto Y, et al.: EEG findings in early-stage corticobasal degeneration and progressive supranuclear palsy: A retrospective study and literature review. Clin Neurophysiol, 117: 2236-2242, 2006.

5) Scott DF, Heathfield KW, Toone B, et al.: The EEG in Huntington's chorea: a clinical and neuropathological study. J Neurol Neurosurg Psychiatr, 35:97-102, 1972.

6) Ponomareva N, Klyushnikov S, Abramycheva N, et al.: Alpha-theta border EEG abonormalities in preclinical Huntington's disease. J Neurol Sci, 344:114-120, 2014.

7) 落合淳，加藤元博，岩下宏：ハンチントン舞踏病およびウィルソン病患者における低電位脳波の検討 –睡眠時の変化について–．臨床脳波 30:264-268，1988.

8) Micanovic C, Pal S: The diagnostic utility of EEG in early-onset dementia: a systematic review of the literature with narrative analysis. J Neural Transm 121:59-69, 2014.

9) Gouw AA, Stam CJ：Electroencephalography in the differential diagnosis of dementia. Epileptologie 33:173-182, 2016.

10) Lee H, Brekelmans GJF, Roks G: The EEG as a diagnostic tool in distinguishing between dementia with Lewy bodies and Alzheimer's disease. Clin Neurophysiol 126:1735-1739, 2015.

11) McKeith IG, Boeve BF, Dickson DW, et al.: Diagnosis and management of dementia with Lewy bodies: Fourth consensus report of the DLB Consortium. Neurology 89: 88-100, 2017.

第二部 応用編

15章 びまん性脳症と意識障害

1 脳症と脳波異常

　脳にびまん性の機能異常をきたした病態を広く脳症 encephalopathy といいます．脳症で認められる脳の機能異常は，原因は何であれ，脳のエネルギー代謝の障害によって生じます．さまざまな病因によって起こる脳症は，広義の代謝性脳症という概念でくくることができます（**表 15-1**）[1]．脳症での脳波異常は多くは非特異的で，病因を確定する根拠とはなりません．しかし，重症度の判定や予後の推定をするための価値ある情報を提供してくれます[2,3]．脳波では脳症の重症度に応じて，優位律動の徐波化，間欠性あるいは持続性 δ 活動，三相波，周期性てんかん性放電，群発・抑制交代などを認め，最悪の場合には電気的脳無活動 electrocerebral inactivity（ECI）（平坦脳波）となります．脳波は，無酸素脳症や肝性脳症では特に重症度の判定に有用です．亜急性硬化性全脳炎や Creutzfeldt–Jakob 病では，疾患にかなり特異的かつ特徴ある周期性放電が認められます．

表 15-1 ■ びまん性脳障害の病因分類

Ⅰ．酸素，糖，代謝因子の欠乏
　　A．低酸素（脳血流は正常）
　　B．脳虚血
　　C．低血糖
　　D．ビタミン欠乏

Ⅱ．脳以外の臓器障害
　　A．肺，肝，膵，腎の障害
　　B．内分泌系の機能亢進・低下
　　C．その他の全身疾患（糖尿病，癌，ポルフィリア，敗血症）

Ⅲ．中枢神経系の感染・出血
　　髄膜炎，脳炎，プリオン病，くも膜下出血，脳室内出血など

Ⅳ．中枢神経系の変性
　　脂質病，糖原病，ミトコンドリア脳症・MELAS など

Ⅴ．外因性中毒物質
　　向精神薬，有機リン，シアン化合物，重金属など

Ⅵ．電解質や酸・塩基平衡の異常
　　高・低カルシウム血症，アシドーシス，アルカローシスなど

Ⅶ．その他
　　低体温，高体温など

（文献 1）より）

第二部　応用編

2　意識障害

　筆者の所属する九州大学病院は，第3次救急医療施設（命にかかわる重篤患者に高度な医療を提供する救命救急センター）のため，軽症の意識障害の患者さんはまれです．脳波はてんかんや意識障害の評価に最も有用なため，ここでは，文献[3~5]からの引用も含めて意識障害と脳波の関係を解説します．

a　脳波による意識障害の重症度評価[3]

グレード1（正常もしくはほとんど正常）：背景活動はα波から構成される．散在性のθ波が混入することもある．

グレード2（軽度異常）：背景活動はθ波から構成され，それにα波やδ波が混じる．

グレード3（中等度異常）：背景活動は持続性の多形性δ波から構成され，それより速い周波数成分はほとんどみられない．脳波は変動性を示し，疼痛刺激に対して反応性がある．

グレード4（重度異常）：比較的低振幅（100μV以下）のδ波が主体で，あらゆる刺激に反応しない．群発・抑制交代パターンを呈することもある．

グレード5（最重度異常）：ほぼ平坦か電気的脳無活動記録．

b　外的刺激の有用性

　意識障害時の脳波を判読するにあたって，種々の刺激による脳波の変化を観察することが大事です．意識障害患者の脳波を記録するにあたって，検査技師がしなくてはならない項目は次の通りです．

音刺激：背景脳波の変化などをみます．覚醒度が低下している時に優位律動の出現を促す場合［6章-1（p.46）を参照］や徐波の反応性をみます．一般に刺激を加えると徐波は抑制されますが，徐波の反応性が低いとそれだけ病的障害が強いと判断されます．

痛み刺激：意識障害，脳死の時には必ず行わなければなりません．重篤な意識障害では，背景活動に変化がみられません．軽い意識障害の時は奇異性覚醒反応 paradoxical arousal response がみられることがあります（**図15-4** 参照）．これは，覚醒度が上がって本来なら徐波が抑制されるはずなのに，逆に増加する現象です．意識障害，特に意識レベルの低下が軽く意識内容の変容がある時など，気をつけてみるとよく認められます．

15章　びまん性脳症と意識障害

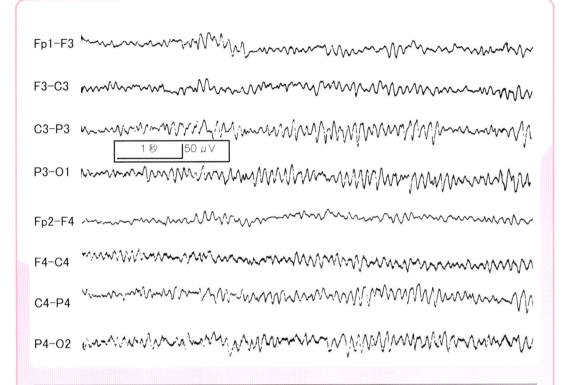

図 15-1 ■ 軽度脳症の脳波

テーマ　軽度脳症

解説　20代前半，男性．軽い脳挫傷で入院し，全快して退院しました．9 Hzのα波が後頭部優位ですが，前頭部にまで波及しています（diffuse α）．θ波も散見されます．外的刺激により，背景活動は抑制されました．

（文献4）より一部改変）

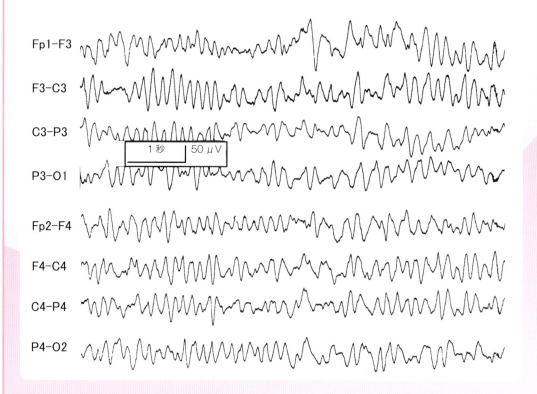

図 15-2 ■ 中等度脳症の脳波 -1

テーマ　中等度脳症 -1

解説　50代後半，男性．心停止による低酸素脳症の症例．4〜5 Hzのθが全般性に出現し，αとδが少量混じています．このパターンは刺激により減衰しました．昏迷状態でしたが，刺激で覚醒する状態でした．翌日，全快して退院しました．

（文献4）より一部改変）

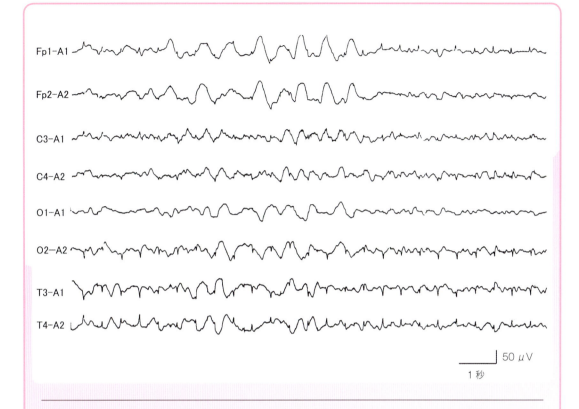

図 15-3 ■ 中等度脳症の脳波 -2

テーマ	中等度脳症 -2
解説	変動脳波パターンで,高振幅δ活動と低振幅不規則θ,α活動が交互に出現します.

(文献 3) より一部改変)

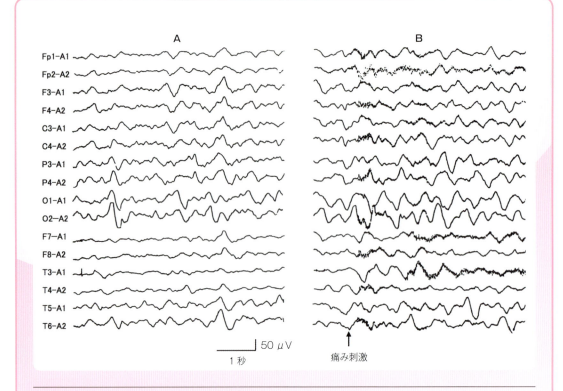

図 15-4 ■ 中等度脳症の脳波 -3

テーマ　中等度脳症 -3

解　説　3歳．ウイルス性脳脊髄髄膜炎の症例です．後頭部優位に全般的に不規則δ活動が出現します（A）．痛み刺激により背景活動の著明な徐波化が起こります（B）．これを奇異性覚醒反応とよびます．

（文献3）より一部改変）

15章 びまん性脳症と意識障害

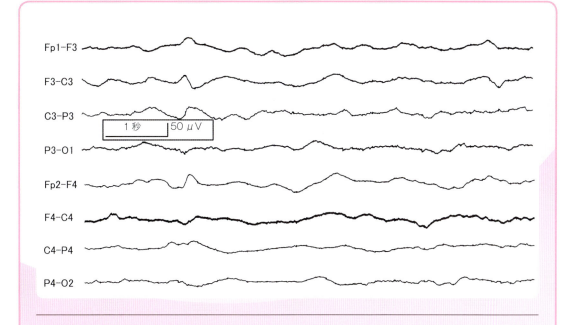

図15-5 ■ 重度脳症の脳波-1

テーマ 重度脳症-1

解　説　18歳，男性．交通事故による重度脳挫傷の症例．びまん性δ波が主体で，低振幅のθ，β波も少量混じます．あらゆる刺激に反応しません．数時間後に死亡しました．

（文献4）より一部改変）

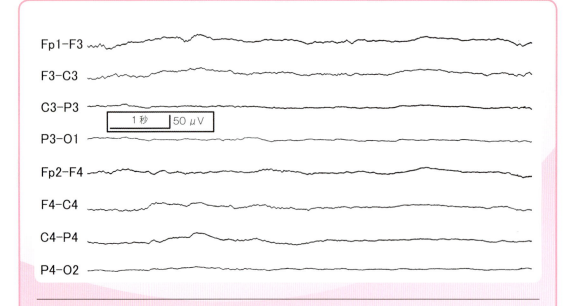

図 15-6 ■ 重度脳症の脳波 -2

テーマ 重度脳症 -2

解説 24歳,女性.交通事故による重度脳挫傷の症例.低振幅の不規則δ波が前頭部優位に出現します.かなり低振幅のθ,β波も少量混じています.あらゆる刺激に反応せず,24時間後に死亡しました.

(文献 4) より一部改変)

3 ▶ 昏睡時にみられる特殊な脳波パターン

　昏睡時には，健常成人の覚醒時に α，β 波，睡眠時に θ，δ 波，紡錘波に近似した波が出現します[4,5]．病的状態で出現する波であり，周波数は同じでも性状が異なります．外的侵害刺激に反応性が乏しいのが，昏睡時の特異な脳波パターンに共通しています．

a α昏睡 alpha coma

　昏睡患者の脳波に α 波が優位である場合を指します（図15-7）．心肺停止後（無酸素脳症，8〜13 Hz，10〜50 μV，びまん性で前頭部優位，外的刺激に無反応），中毒性脳症（α 波に β 波が重畳），脳幹病変（後頭部優位の α 波，感覚刺激や光刺激に反応）の3種類に分けられます．多くは予後不良です．

b β昏睡 beta coma

　12〜16 Hz の β 波に α，θ，δ 活動がみられます（図15-8）．深昏睡なら反応性は消失します．薬物中毒（ベンゾジアゼピン，バルビツレート）で多くみられます．その場合，昏睡は可逆性で，予後も良好です．

c θ昏睡 theta coma

　θ 波優位もしくは，α，δ 波が重畳します（図15-9）．刺激に対して反応性に乏しく，α 昏睡と同様に予後不良です．

d δ昏睡 delta coma

　進行性脳症あるいは昏睡状態で高振幅の多形成 δ，律動的 δ，三相波様 δ などが前頭部優位に出現します（図15-10）．初期には反応性を示しますが，重篤になると無反応となります．皮質下白質の障害や代謝性脳症でみられます．

e 紡錘波昏睡 spindle coma

　低振幅の θ，δ 波に加えて紡錘波が出現し（図15-11）原因はさまざまです．視床以下で橋・中脳接合部付近の障害が原因とされています．刺激により K 複合が出ることもあります．頭蓋頂鋭一過波もみられますが，レム睡眠はありません．紡錘波が出現することは大脳半球の機能が保たれていることを意味するので，刺激に対する反応性があれば予後は良好です．

f 群発・抑制パターン burst-suppression pattern

　同期性に不規則高振幅徐波複合が出現し，間欠期で背景脳波が抑制され平坦となる状態です（図15-12）．重篤な脳障害を示唆しますが，バルビツール系薬物中毒でも出現します．

g 無反応性低振幅徐波パターン low-voltage slow, nonreactive pattern

　心停止後に，低振幅で無反応性の脳波が出現します（図15-6）．予後不良で，死亡するか植物状態となります．

h 電気的脳無活動 electrocerebral inactivity（ECI）

　この状態は脳波学的には最重度の障害で，刺激に対して無反応となります（図15-13，14）．薬物中毒と低体温は必ず鑑別する必要があります．

第二部　応用編

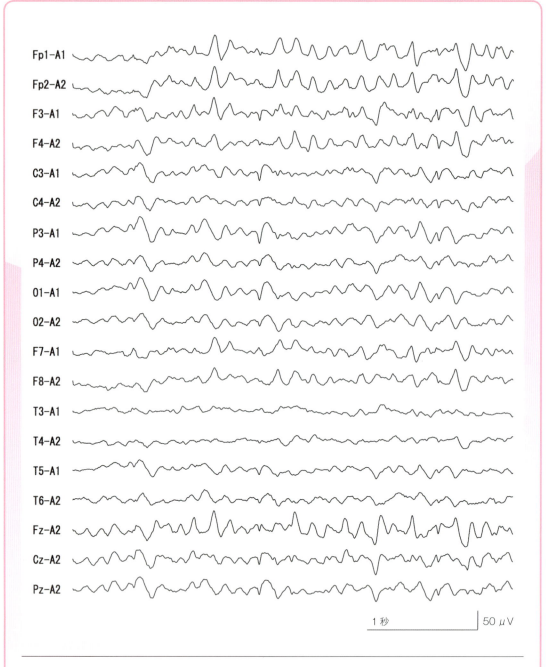

図 15-7 ■ α昏睡

テーマ　α昏睡（ ⦿15章-1 を読み出してください）

解説　30代後半，女性．Patを基準電極導出（上図）から双極導出（ⅢA）に変えてください．α波の分布がびまん性で前頭部まで拡がっていることがわかります．外的刺激に対しては，反応しません．

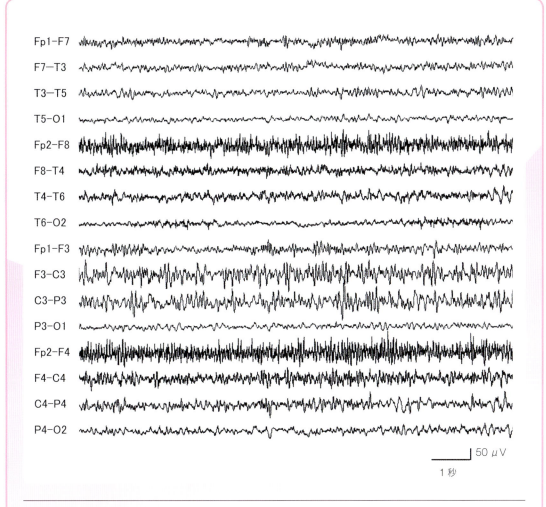

図 15-8 ■ β昏睡

テーマ	β昏睡
解説	高振幅のβ波が全般性に出現しています.

（文献5）より）

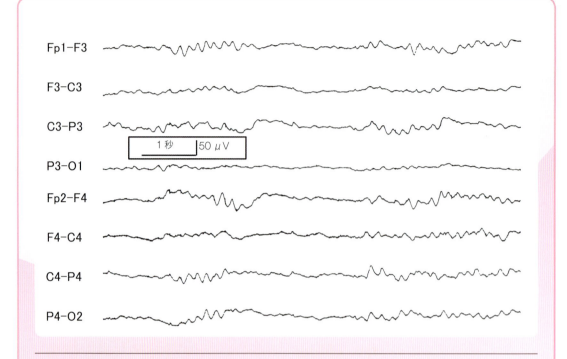

図 15-9 ■ θ昏睡

テーマ θ昏睡

解 説 小学校中学年，男児．交通事故による頭部外傷で深昏睡の状態．5 Hz の律動性 θ が前方優位で 1 Hz の δ 波に重畳して出現しています．

(文献 4) より一部改変)

15章　びまん性脳症と意識障害

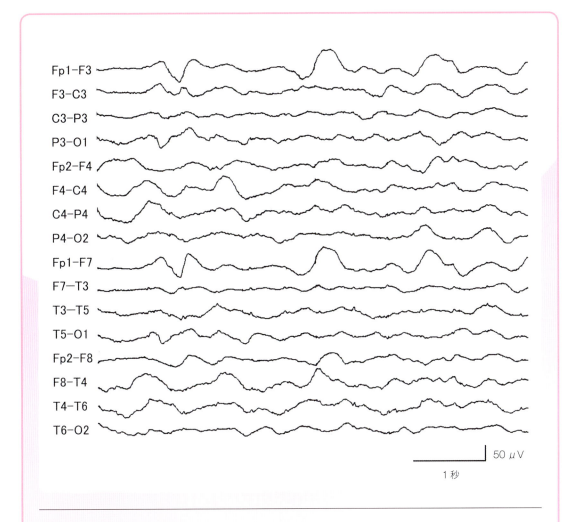

図 15-10 ■ δ昏睡

テーマ	δ昏睡
解説	高振幅で1.5〜2Hz程度のδ波が前方優位に出現しています.

（文献5）より一部改変）

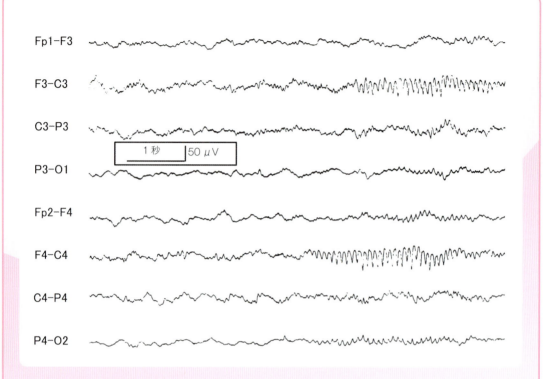

図 15-11 ■ 紡錘波昏睡

| テーマ | 紡錘波昏睡 |

| 解　説 | 18歳，男性．脳挫傷直後にとられた脳波です．外的刺激でこの紡錘波は抑制されました．14日後に回復して退院しました．|

（文献4）より一部改変）

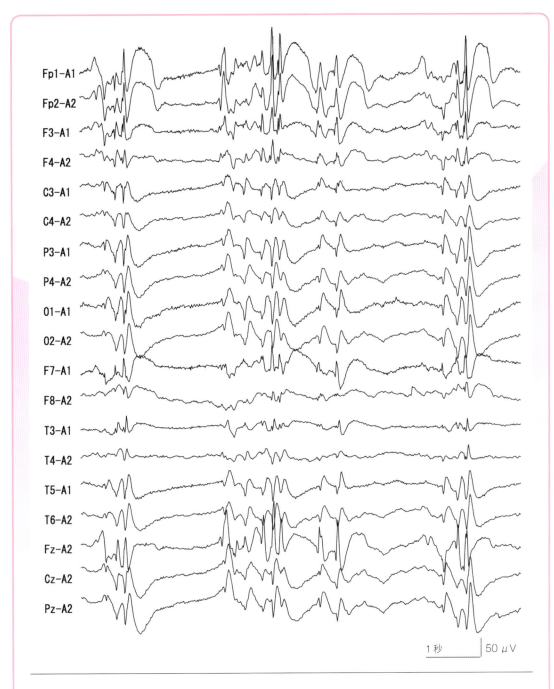

図 15-12 ■ 群発・抑制パターン

テーマ 群発・抑制パターン burst-suppression pattern（◉15 章-2 を読み出してください）

解 説 50 代後半，男性．心停止後，蘇生しました．1 頁表示時間を 15 s に変えて，時刻を 10:32:53 にセットしてください．両側同期性に不規則高振幅徐波複合が出現し，その間欠期では背景脳波が抑制され平坦となった状態です．重篤な脳障害を示唆しますが，バルビツール系薬物中毒でも出現します．

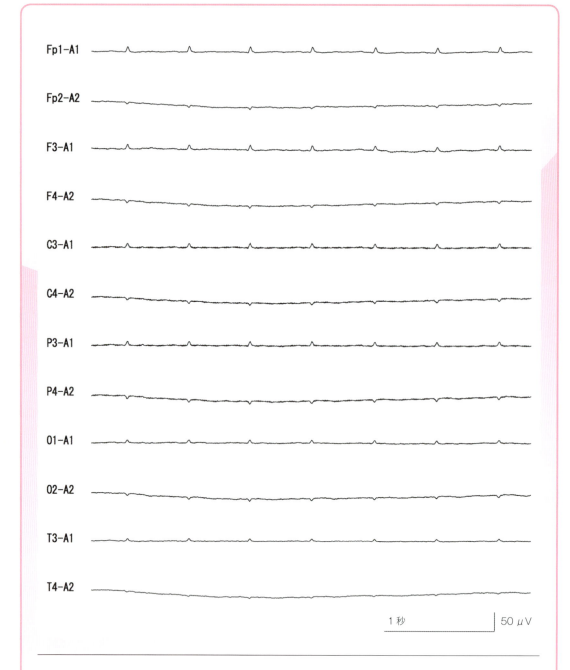

図 15-13 ■ 電気的脳無活動 -1

テーマ 電気的脳無活動 -1（◎15 章-3 を読み出してください）

解説 時刻を 09:59:23 にセットしてください．基準電極導出で心電図が混入しています．視察できる脳活動は 2 μV 以上です．それ以下の活動は電気的ノイズと区別がつきません．この状態は脳波学的には最重度の障害で，刺激に対して無反応です．

15章 びまん性脳症と意識障害

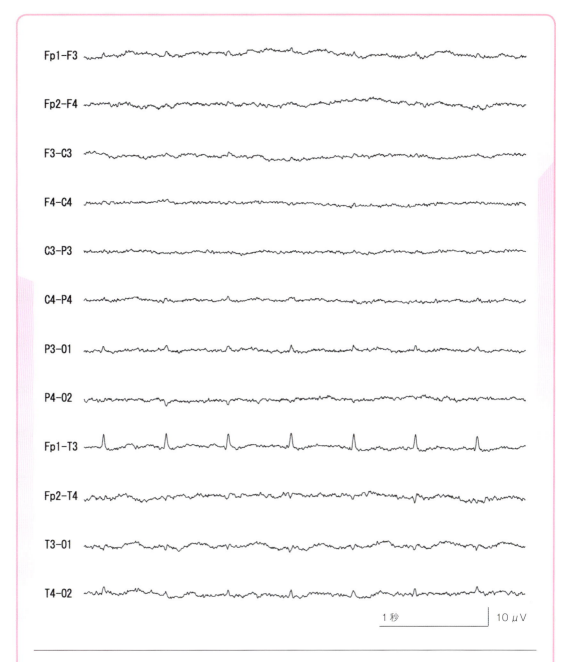

図 15-14 ■ 電気的脳無活動 -2

テーマ 電気的脳無活動 -2（15章-3を読み出してください）

解説 時刻を 10：13：02 にセットしてください．感度を5倍（2μV/mm）に上げました．法的脳死判定時の双極導出時は，電極間距離を少なくとも7cm以上とり，感度を4～5倍（2.5μV/mm あるいは2μV/mm）にしても平坦であることを確認します．種々の刺激を加えても，脳波が変化しないことが重要です．

4 周期性脳波パターン

周期性脳波パターンは，周期性放電の間隔（短周期性（0.5～4秒）と長周期性（4～30秒））や分布（一側性，両側独立性，全般かつ両側同期性）などの出現様式で分類されます[6,7]．

a 周期性一側性てんかん型放電 periodic lateralized epileptiform discharges（PLEDs）

Chatrianら[8]が"recurrent sharp waves"と呼んでいた波形をPLEDsとして記載しました．これは，一側性に同期的に出現する高振幅複合波で鋭波や棘波を伴います（図15-15）．ヘルペス脳炎に特異的といわれますが，その多くは重篤な一側性病変，すなわち脳血管障害や脳腫瘍で認められます[6,7]．

b 両側性独立性周期性一側性てんかん型放電 bilateral independent periodic lateralized epileptiform discharges（BiPLEDs）

独立したPLEDsが，両半球に出現します（図15-16）．無酸素性脳症，脳炎や髄膜炎，てんかんなどでみられます．PLEDsよりもヘルペス脳炎に特異的という報告があります．また，PLEDsより重篤で昏睡状態を呈し，致死率も高いとされています．

c 短周期性全般性放電 periodic short-interval diffuse discharges（PSIDDs）

わが国では，周期性同期性放電 periodic synchronous discharges（PSD）が一般的です（図15-17）．欧米では，periodic sharp wave complexes（PSWC）[9]とか generalized periodic discharges（GPDs）という形容が多いようです．Creutzfeldt-Jakob病の2/3にPSDを認めます[9]．その他には肝性昏睡，無酸素性脳症，薬物中毒，非けいれん性てんかん重積状態でもPSDを認めます．

d 長周期性全般性放電 periodic long-interval diffuse discharges（PLIDDs）

亜急性硬化性全脳炎（subacute sclerosing panencephalitis（SSPE））では長周期性（3秒前後）の多相性の全般性高振幅鋭徐波複合を認めます（図15-18）．SSPEにおけるミオクローヌスに関連した放電です．

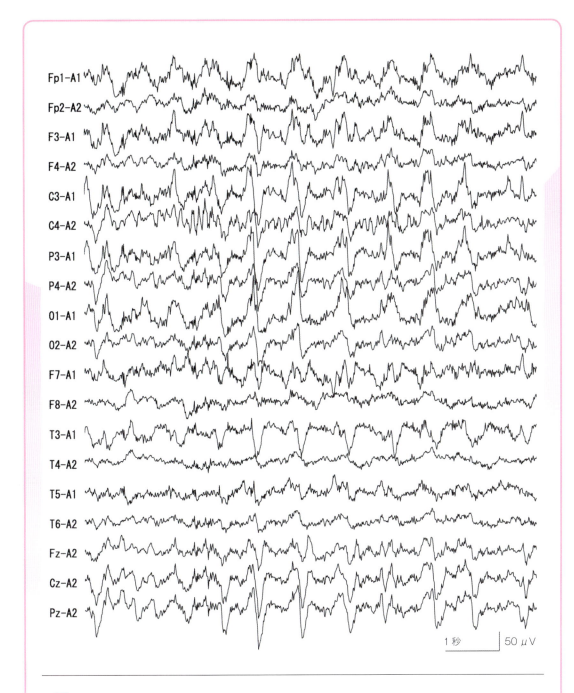

図 15-15 ■ PLEDs

テーマ 周期性一側性てんかん型放電（PLEDs）（◎15章-4 を読み出してください）

解説 30代後半，女性．1頁表示時間を 15 s にしてください．PLEDs は，一側性に同期的に出現する高振幅複合波で鋭波や棘波を伴います．この例では左半球に PLEDs を認めます．

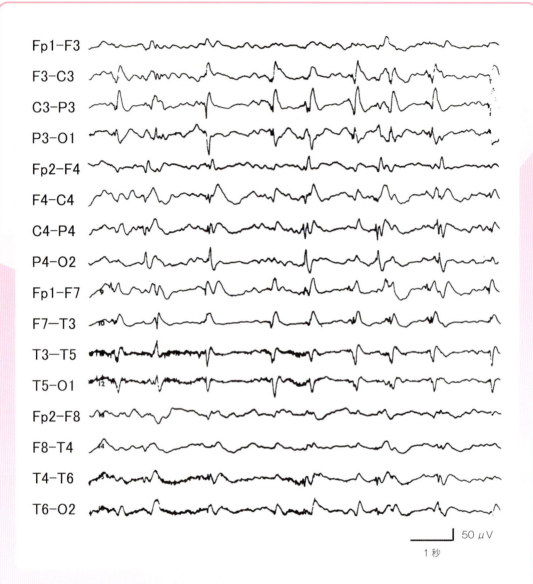

図 15-16 ■ BiPLEDs

テーマ 両側性独立性周期性一側性てんかん型放電（BiPLEDs）

解説 独立したPLEDsが，両半球に出現します．無酸素性脳症，脳炎や髄膜炎，てんかんなどでみられます．PLEDsよりもヘルペス脳炎に特異的という報告があります．また，PLEDsより重篤で昏睡状態を呈し，致死率も高いとされています．

（文献6）より）

15 章 びまん性脳症と意識障害

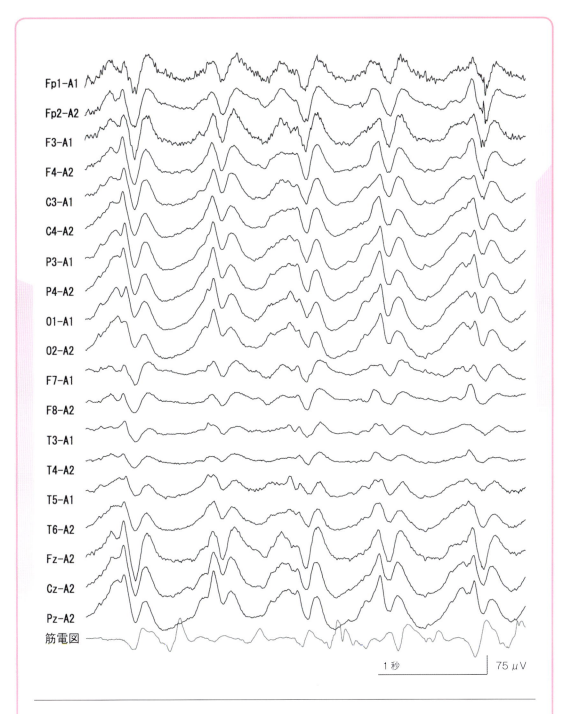

図 15-17 ■ PSD

テーマ 周期性同期性放電（PSD）（◉**15 章-5** を読み出してください）

解 説 50 代後半，女性．Sens を 15 μV に変えてください．高振幅の周期性同期性鋭徐波複合を認めます．筋電図で上肢のミオクローヌスを記録し，PSD との関連をみています．心電図とは同期していないことを確認してください．初期の頃は意識レベルが下がると PSD は出現しにくくなります（11：34：50 参照）．PSD は音や開眼には反応しません．

第二部　応用編

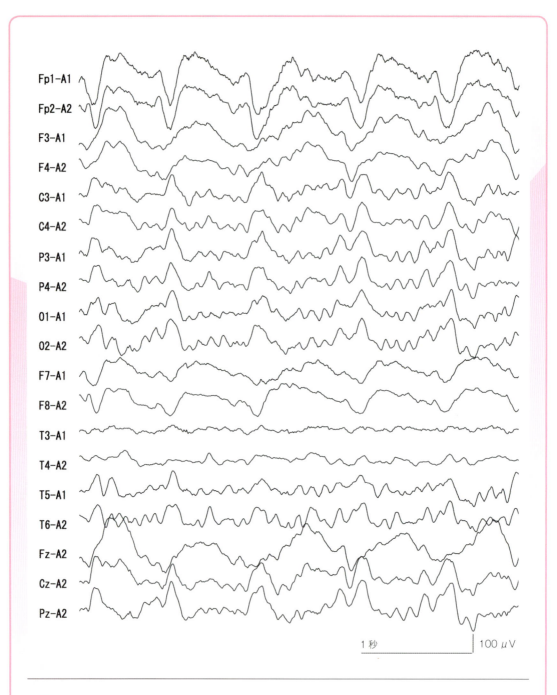

図 15-18 ■ SSPE

テーマ　亜急性硬化性全脳炎（SSPE）（◎15 章-6 を読み出してください）

解説　10 代前半，男児．Sens を 20 μV に変えてください．周期性全般性高振幅鋭徐波複合を認めます．PSD より周期が遅いことがわかります．

5 びまん性脳障害

代表的な脳症の特徴を述べます[3, 4, 10].

a 肝性脳症

"blunted（鈍い）spike and wave" と呼ばれていた陰-陽-陰の三相性波形を，Bickford と Butt[11] が "triphasic waves" と名付けました．彼らは，正常脳波→θ波主体の背景活動→三相波→びまん性δ活動という一連の脳波の変化が正常覚醒から深昏睡に至る臨床重症度と相関することを報告しました．三相波は，前頭部優位にみられます（図 15-19）．前後方向の縦の双極導出で記録された三相波は，前方の波形が後方の波形より早く出現するようにみえ，あたかも波形が前後方向に伝播するようにみえます．肝性脳症に特徴的な脳波所見とされていますが，現在では，特異的所見ではなく，他の代謝性脳症でも出現することが指摘されています．三相波は血中アンモニア濃度とは必ずしも相関しないといわれています．

b 尿毒症

臨床的に精神症状が出現するまでは正常脳波です．軽症では背景活動の徐波化があり，中等症になると奇異性覚醒反応がよくみられます．20% に三相波が出現し，BUN 濃度と一部相関があります．まれにてんかん型活動（不規則棘徐波複合，多棘徐波複合など）がみられます．光刺激による光突発反応もみられます[3]．ミオクローヌスも出現しますが，脳波では発作波を伴いません．

c 無酸素脳症

脳が虚血状態になると，その持続時間に応じて脳波所見は変化します[4]．心停止による脳血流の途絶後，最初の 3～6 秒間には脳波の変化はみられません．途絶後，7～13 秒後に高振幅の徐波が出現し，背景脳波の周波数は低下します．4～8 分，脳の無酸素状態が続くと，不可逆性の脳傷害が起こります．グレード 1 の脳波所見を呈する例は，予後良好です．グレード 4, 5 の脳波所見（群発・抑制，電気的無活動）例は，致死的です．α昏睡や周期性脳波パターンを示すこともあります．

d 低血糖

個人差が大きく血糖値との相関が乏しいのが特徴です．初期の脳波変化として，過呼吸負荷への感受性が高まります．高振幅不規則δあるいは律動性δ活動が出現し，終了後も変化が遷延します．50～80 mg/dL レベルになると，背景活動の徐波化（α→θ）が起こります．40 mg/dL 以下になるとθ，δ主体となり，FIRDA や発作波も出現します．昏睡状態になると脳活動は著明に抑制され，平坦になります．

e 高血糖

多少の高血糖では脳波に影響しません．ケトアシドーシスでは，背景活動の徐波化（α→θ，δ）がみられ，非ケトン性高浸透圧性昏睡では，発作波が出現します．

f 低ナトリウム血症

116 mg/dL 以下になると，背景活動の徐波化が起こり，三相波や PLEDs が観察されることもあります．

g 低カルシウム血症

6.5 mg/dL 以下になると，背景活動の徐波化が起こり，発作波も出現します．

h 高カルシウム血症

13 mg/dL 以上になると，背景活動の徐波化が起こり，発作波も出現します．まれに三相波や FIRDA も観察されます．

i 低体温症

30℃以下になると体温依存性変化の脳波所見となります．20〜22℃になると群発・抑制パターンが出現し，18℃以下になると完全に抑制されます．これらの変化は可逆性なので，脳死判定のときには，低体温を除外する必要があります．

j 甲状腺機能亢進症

α 律動の速波化や中心部に β が出現します．また θ や δ が散見されます．

k 甲状腺機能低下症

低振幅 θ パターンを呈します．Creutzfeldt–Jakob 病に類似した周期性全般性鋭波が出現することもあります．

l 橋本脳症

甲状腺機能が正常あるいは補正しているにもかかわらず精神神経症状をきたします．抗甲状腺抗体による自己免疫性の脳症であり，けいれん，昏迷，ミオクローヌス，認知症，昏睡，錐体路徴候，小脳失調など多彩な神経症状を呈します．ステロイドに対して良好な反応を示すのも特徴の一つです．背景活動の徐波化，光感受性，三相波，FIRDA，発作波，周期性鋭波パターンなど多彩な脳波所見を示します[12]．

m 自己免疫性脳炎

NMDA 受容体抗体，抗 VGKC 抗体，抗 AMPA 受容体抗体による自己免疫性のメカニズムによって辺縁系症状をきたす疾患です[13]．精神症状，けいれん発作，不随意運動など多彩な神経症状を示します．50% にてんかん発作波がみられます．NMDA 受容体抗体脳炎では，"extreme delta brush" という特徴的な脳波所見を認めます[14]．これは，重篤な障害を示唆し，回復に時間がかかる所見です．

15章 びまん性脳症と意識障害

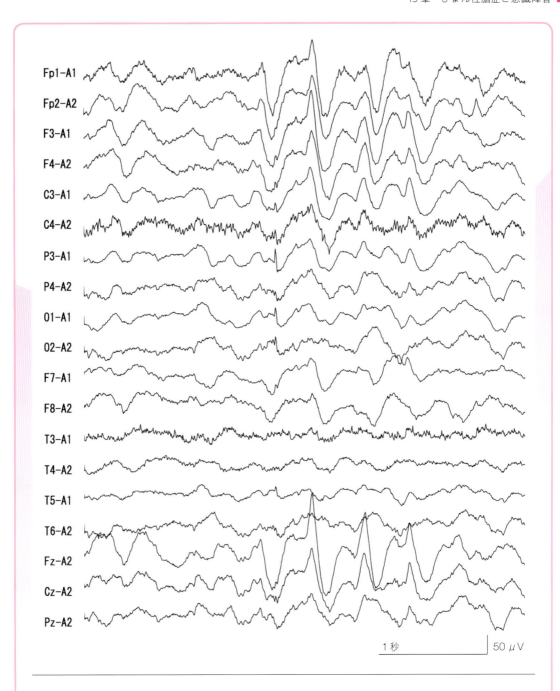

図 15-19 ■ 三相波

テーマ　三相波 triphasic waves（15章-7 を読み出してください）

解　説　70代後半，女性．前頭部優位に陰-陽-陰の三相波が出現します．後頭部をみるとα波がなく，δ波が前頭部優位に全般性に出現しています．三相波は，前頭部優位にみられ，前後方向の縦の双極導出で記録された三相波は，前方の波形が後方の波形より早く出現するようにみえ，あたかも波形が前後方向に伝播するようにみえます．肝性脳症以外の代謝性脳症でも出現します．

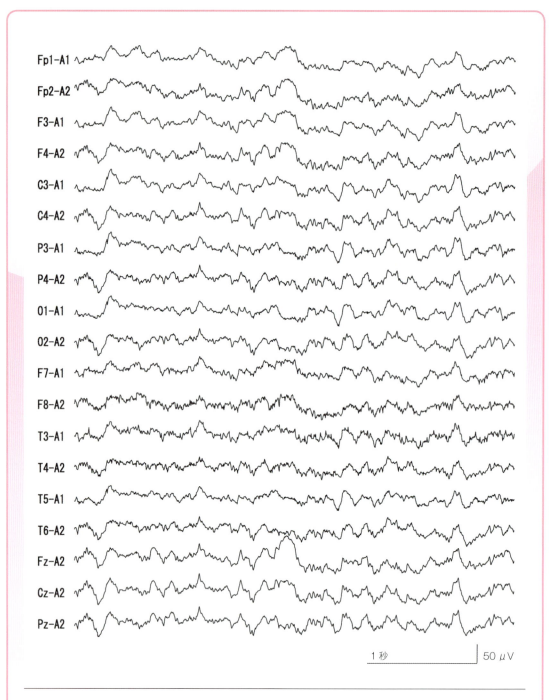

図 15-20 ■ 中毒性脳症 -1

テーマ 中毒性脳症 -1 （15 章-8 を読み出してください）

解　説　20 代前半，男性．カルバマゼピン中毒の脳波です．α 波はほとんどみられず，6〜7 Hz の θ 波が主体です．JCS2 程度の意識障害があり，小脳失調も認めました．開眼（11：02：34）させても徐波は反応しません．

15章 びまん性脳症と意識障害

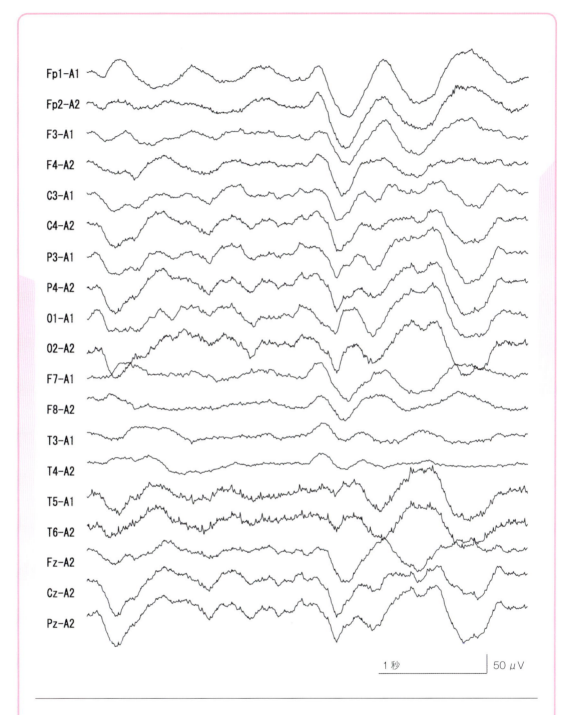

図 15-21 ■ 中毒性脳症 -2

テーマ　中毒性脳症 -2（15章-9を読み出してください）

解　説　20代前半，女性．水中毒による低ナトリウム血症の脳波です．時刻を14：16：05にセットしてください．α波はほとんどみられず，高振幅のδ波が主体でθ波が散発性に重畳しています．

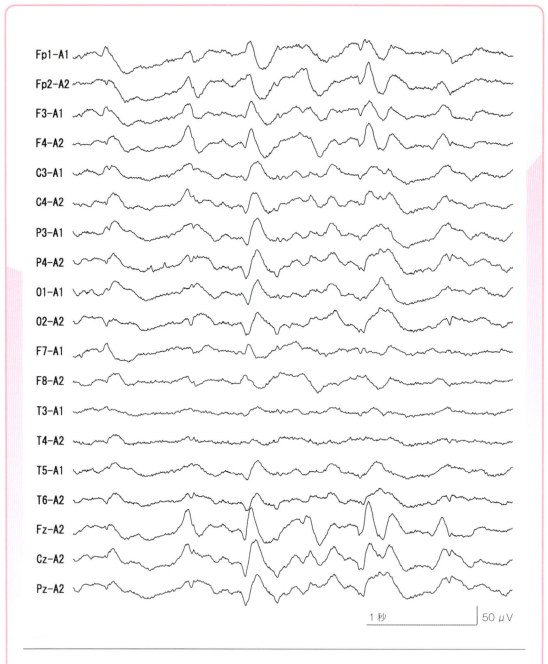

図 15-22 ■ 代謝性・無酸素性脳症

テーマ 代謝性・無酸素性脳症（15章-10 を読み出してください）

解説 70代後半，男性．腎不全に伴う意識レベルの低下があり，無酸素状態がしばらく続いた後の脳波です．時刻を 13：43：45 にセットしてください．α波は消失し，高振幅のδ波が周期的に出現し，θ波が散発性に重畳しています．呼びかけ，強制開眼，右眼窩疼痛刺激にはこのδ波は反応しません．

15章 びまん性脳症と意識障害

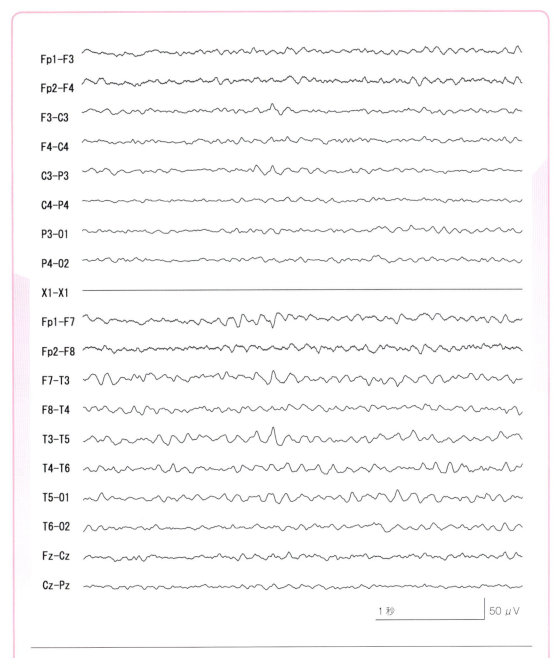

図 15-23 ■ 辺縁系脳炎

テーマ 辺縁系脳炎（15章-11 を読み出してください）

解説 60代後半，男性．Pat を III A に変えて，時刻を 17：29：33 にセットしてください．けいれん発作が起こるため，長時間脳波ビデオモニタリングを行いました（長時間脳波ビデオモニタリングなので文字の表示が異なります）．F7 最大の鋭波が出現します．この後の記録でけいれん発作を捕捉しました．

171

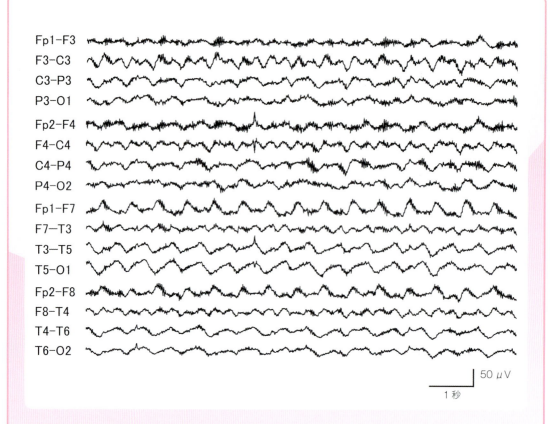

図 15-24 ■ NMDA 受容体抗体脳炎

| テーマ | NMDA 受容体抗体脳炎 |

解説 "extreme delta brush" という特徴的な脳波所見です．これは，重篤な障害を示唆し，回復に時間がかかる所見です．

（文献14）より一部改変）

参考文献

1）川村哲朗，廣瀬源二郎：びまん性・多巣性脳障害．臨床神経生理学 35: 537-545, 2007.

2）久保田有一，中本英俊，大城信行，他：脳波からみた意識障害．脳神経外科 44:5-18, 2016.

3）Markand ON : Electroencephalography in diffuse encephalopathies. J Clin Neurophysiol, 1: 357-407, 1984.

4）Synek VM: Prognostically important EEG coma patterns in diffuse anoxic and traumatic encephalopathies in adults. J Clin Neurophysiol, 5: 161-174, 1988.

5）Husain AM: Electroencephalographic assessment of coma. J Clin Neurophysiol 23: 208-220, 2006.

6）Brenner RP, Schaul N : Periodic EEG patterns: Classification, clinical correlation, and pathophysiology. J Clin Neurophysiol 7:249-267, 1990.

7）Van Puttern MJAM, Hofmeijer J: Generalized periodic discharges: Pathophysiology and clinical considerations. Epilepsy Behav 49:228-233, 2015.

8）Chatrian GE, Shaw C-M, Leffman H: The significance of periodic lateralized epileptiform discharges in EEG: An electrographic, clinical and pathological study. Electroenceph clin Neurophysiol 17:177-193, 1964.

9）Wieser HG, Schindler K, Zumsteg D: EEG in Creutzfeldt-Jakob disease. Clin Neurophysiol 117:935-951, 2006.

10）Kaplan PW: The EEG in metabolic encephalopathy and coma. J Clin Neurophysiol, 21: 307-318, 2004.

11）Bickford RG, Butt HR: Hepatic coma: The electroencephalographic pattern. J Clin Invest 34:790-799, 1955.

12）Schäuble B, Castillo PR, Boeve BF, et al: EEG findings in steroid-responsive encephalopathy associated with autoimmune thyroiditis. Clin Neurophysiol 114:32-37, 2003.

13）Spatola A, Dalmau J: Seizures and risk of epilepsy in autoimmune and other inflammatory encephalitis. Curr Opin Neurol, 30:345–353, 2017.

14）Schmitt SE, Pargeon K, Frenchette Es, et al.: Extreme delta brush. A unique EEG pattern in adults with anti-NMDA receptor encephalitis. Neurology 79:1094-1100, 2012.

第二部 応用編

16章 セルフラーニング

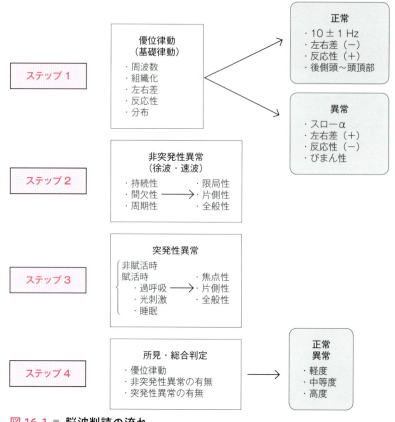

図 16-1 ■ 脳波判読の流れ

　脳波の記録用紙に書かれた膨大な量のアナログ波形に対して，どこが正常でどこが異常なのか，つまり「どこに目をつけて」判読を進めていけばよいか，大まかな流れを示します（図16-1）[1]．まず，後頭部の優位律動（周波数，左右差，反応性（開閉眼，光・音刺激）など）を分析します（ステップ1）．次に非突発性異常，すなわち，優位律動以外の徐波や速波の混入がないかどうかを検討し，あれば出現の仕方や分布などを分析します（ステップ2）．さらに，突発性異常波の有無を観察します（ステップ3）．最後にそれらの所見をまとめて，異常の程度と臨床との相関を検討します（ステップ4）．これにより，脳波判読がシステム化され，所見の読み落としが少なくなります．先に臨床症状あるいは診断を知ってから判読すると，先入観から所見を見誤ることがあります．筆者が学んだ九州大学神経内科の脳波判読の心得は，最小限の情報「性と年齢」のみで判読することでした．この手順を念頭にセルフラーニングしてください．

16章　セルフラーニング

1 ▶ 所見のまとめ

脳波所見記載用紙には，優位律動を含む背景活動の所見を記載します[2]．その後，光刺激，過呼吸による変化，非突発性異常（病的徐波），突発波の出現の有無を記載します．最後に異常の程度を判定します．優位律動の周波数，徐波の混入の程度を知ることにより，脳の基本的な機能水準を推測することが可能です．優位律動の徐波化，徐波の混入の増大は大脳皮質の機能低下を示唆します．

a 優位律動の徐波化 slow dominant rhythm

両側性なら軽度〜中等度の脳機能低下，一側性ならその半球の機能低下が示唆されます．

b 優位律動の消失 lack of dominant rhythm

両側性なら中等度〜高度の脳機能低下，一側性ならその半球の中等度〜高度の機能低下が示唆されます．

c 背景活動の徐波化 diffuse background slowing

周波数が遅くなればなるほど，その振幅が大きくなればなるほど異常の程度が強くなります．例えば，中等振幅の $6\,\mathrm{Hz}$ θ 波より高振幅の $2\,\mathrm{Hz}$ δ 波のほうがより異常の程度が強いと考えられます．

開眼，音，光，痛み刺激に対する反応性がないとそれだけ異常の程度が強くなります．

2 ▶ 総合判定

脳波所見から病態生理の鑑別診断を行った後に，臨床所見と対比します．

a 軽度異常 mildly abnormal

背景脳波または優位律動が軽度に異常である場合をいいます．非特異的な所見であり，健康な人でもこのくらいの異常は $20\,\%$ くらいにありえます．

b 中等度異常 moderately abnormal

軽度または高度異常を除いた異常脳波です．脳波所見と臨床症状に明らかな相関が認められます．

c 高度異常 markedly abnormal

正常の背景脳波または優位律動がまったくみられないか，著明な異常波がある場合を指します．

3 ▶ 脳波判読での pitfalls

①差動増幅しているので，「振幅と極性は相対的」です．
②耳朶は優位律動（ α 波）や側頭部の棘波や徐波を拾う（活性化）ので，基準電極導出だ

けでなく，双極導出の所見と必ず対比します．

③臨床情報は，「性と年齢」のみとし，先入観に捕らわれずに判読します．

④順序だった判読により，脳波所見が客観化できます．

⑤所見から病態生理の鑑別診断を行った後に，臨床所見と対比します．

　①〜⑤を実行することにより，判読の精度が上がり，誤判断を避けられます．

4 セルフラーニング開始にあたって

　最後に，復習を兼ねて，実際の脳波を判読してみましょう．脳波は視察的に判読するため，専門医でも100％所見が一致する訳ではありません．判読所見の表現も判読医により異なります．そういう細かいことは気にせず，どこに「その脳波の肝」があるのか考える癖をつけてください．Qに対する解答はP.197にあります．中級編，上級編では，基準電極導出（ⅠA）のみならず，縦と横の双極導出（ⅢA，ⅣA）を使って，脳波所見の精度を高めてください．

参考文献

1) 飛松省三：デジタル脳波判読時の思考過程．日本臨床神経生理学会（編）デジタル脳波の記録・判読の手引き．診断と治療社, p. 95-99, 2015.
2) 飛松省三：成人脳波判読：pitfalls. 神経内科 85:337-344, 2016.
3) 飛松省三：ここに目をつける！ 脳波判読ナビ．南山堂, 2016.
4) 飛松省三（編著）：ここが知りたい！ 臨床神経生理．中外医学社, 2016.
5) 飛松省三：脳波検査 脳波波形の基本．宇川義一（編）臨床神経生理検査入門．中山書店, p. 98-113, 2017.

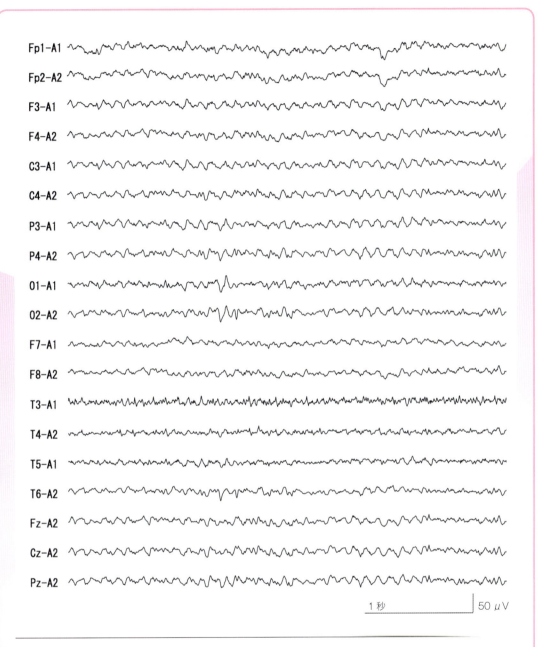

図 16-2 ■ 初級編 –1

Q1 ⑤16 章 1 を読み出してください．60 代後半，女性の脳波（時刻は 10：17：15）です．記録開始から記録終了までの脳波について，優位律動の振幅，周波数，左右差の有無，分布，開眼・光刺激に対する反応性，過呼吸による変化，非突発性異常の有無，突発性異常の有無について記載しなさい．

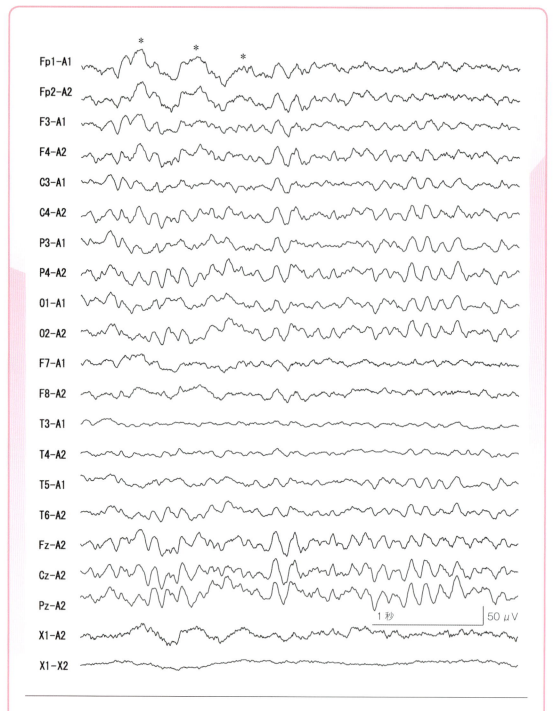

図 16-3 ■ 初級編 −2

Q2 16章-2を読み出してください．前頭部にある徐波（＊）は眼球運動なのか脳波なのか，その理由を述べなさい．

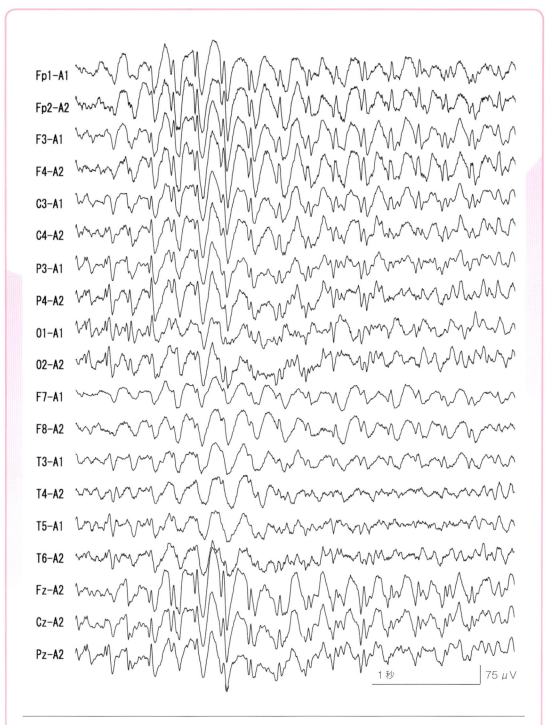

図 16-4 ■ 初級編 −3

Q3 🔊 **16 章-3** を読み出してください［付属 DVD の使用方法（p. x）をご覧ください．］．
30 代後半，男性．過呼吸終了後 2 分の覚醒時脳波．この突発波をどう考えるか，説明しなさい．

（静岡てんかん・神経医療センター 寺田清人先生のご厚意による）

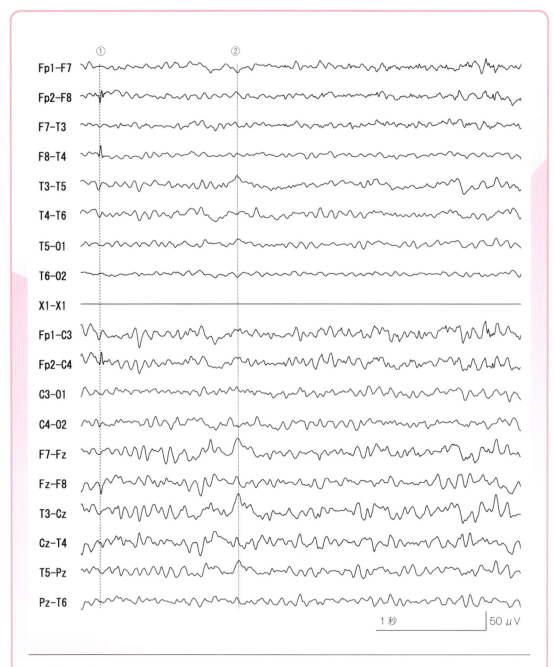

図 16-5 ■ 初級編 -4

Q4 ◉16 章-4 を読み出してください（Pat は Ⅱ A）．Pat を Ⅰ A，Ⅲ A，Ⅳ A に変更し，Ⅱ A の所見と対比して①と②の所見を述べなさい．

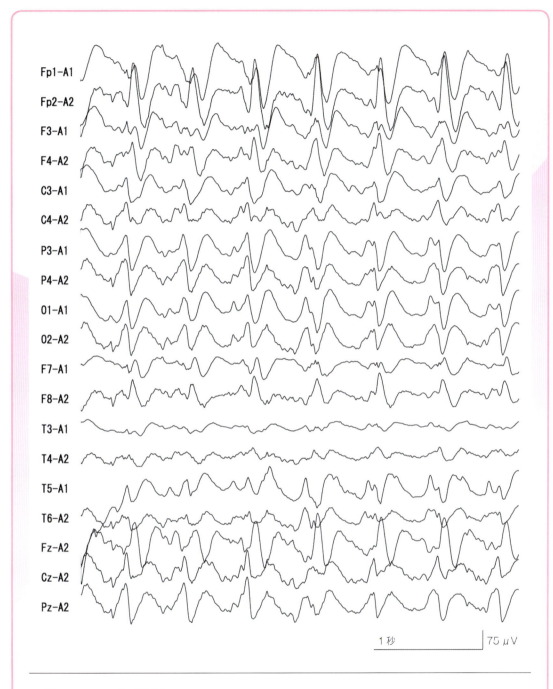

図 16-6 ■ 初級編 -5

Q5　◎16章-5を読み出してください．70代前半，女性の脳波．所見を述べなさい．

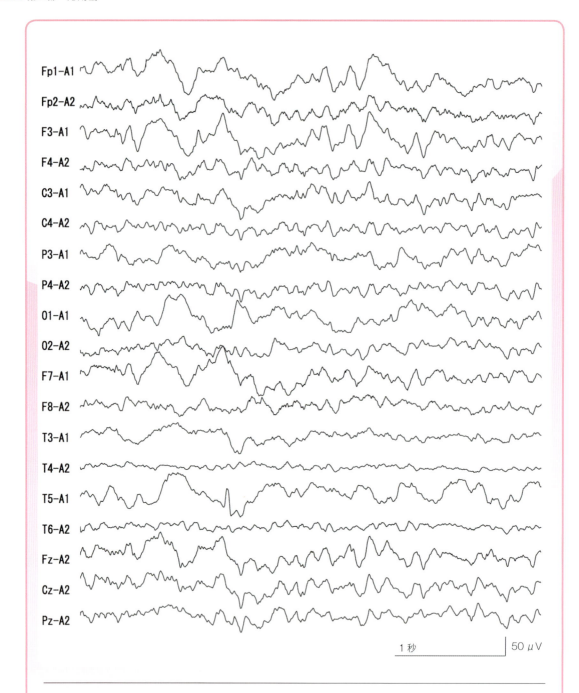

図 16-7 ■ 中級編 −1

Q1 ⓢ16章-6を読み出してください．60代前半，男性の脳波．徐波と棘波の局在を述べなさい．これらの所見からどのような病態が推定されるか述べなさい．

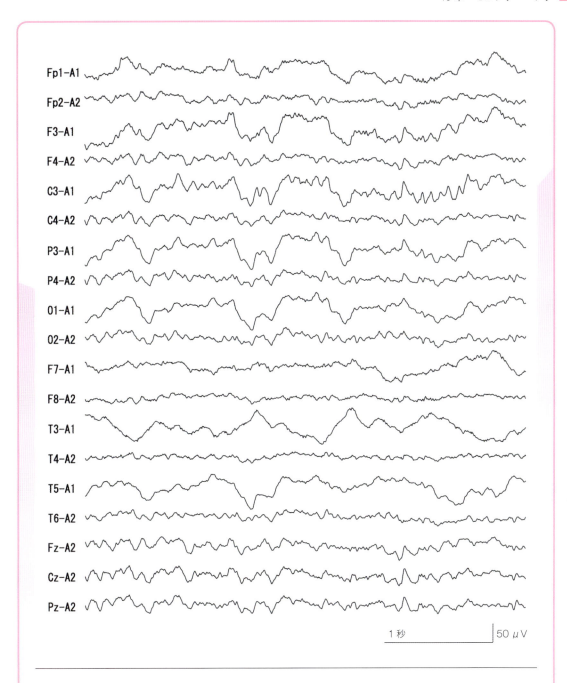

図 16-8 ■ 中級編 -2

Q2　 16章-7 を読み出してください．20代前半，男性の脳波．徐波の局在を述べなさい．

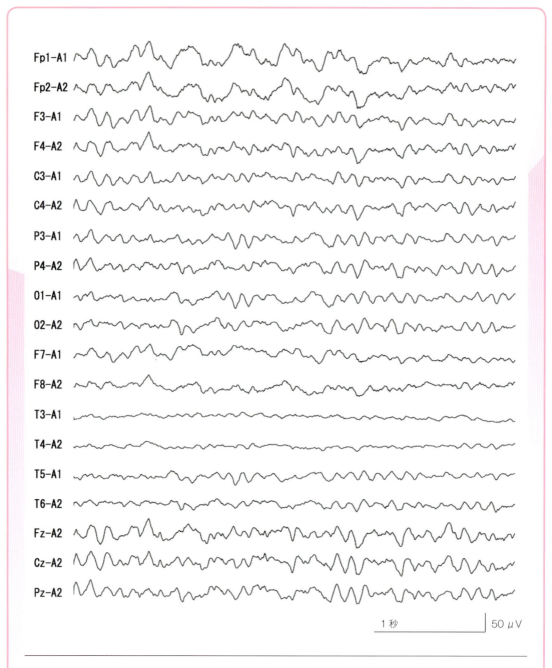

図 16-9 ■ 中級編 −3

Q3 16章-8を読み出してください．40代後半，男性の脳波．徐波の分布とその性状を述べなさい．

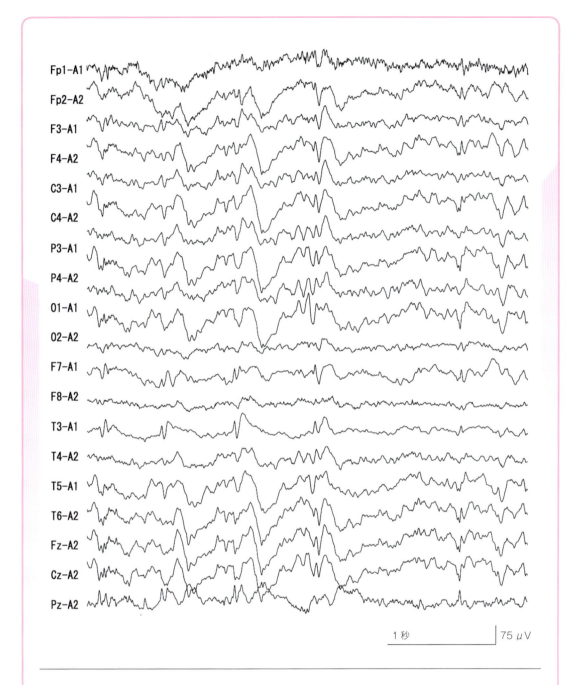

図 16-10 ■ 中級編 -4

Q4 ◉16章-9 を読み出してください．10代後半，女性の脳波．徐波と棘波の局在を述べなさい．

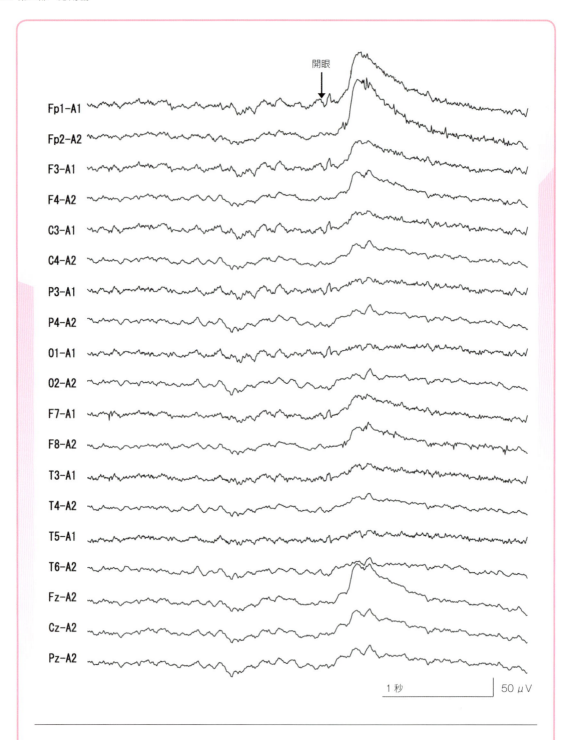

図 16-11 ■ 中級編 -5

Q5 16章-10を読み出してください．70代前半，男性の脳波（時刻は11：05：57）です．この脳波所見を記載しなさい．

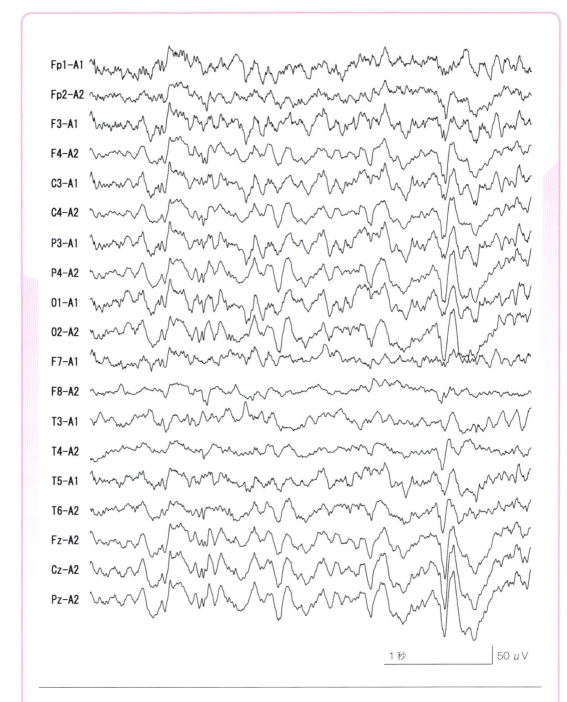

1秒　50 μV

図 16-12A ■ 上級編 -1

Q1 ◉**16 章-11** を読み出してください．50 代後半，男性の脳波（時刻は 11：16：26）です．てんかんでフォロー中です．この脳波（ⅠA）と次頁の脳波（同時刻，ⅢA）を参照して，記録開始（11：08：33）からの脳波所見を記載しなさい．

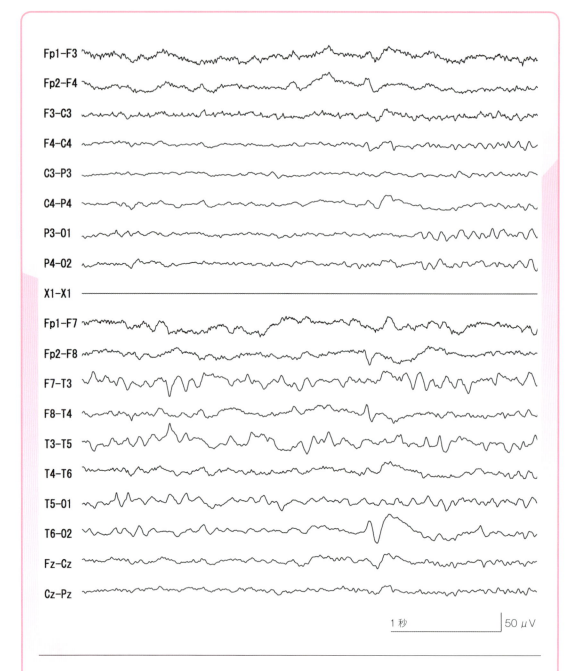

図 16-12B ■ 上級編 -1 続き

16 章 セルフラーニング

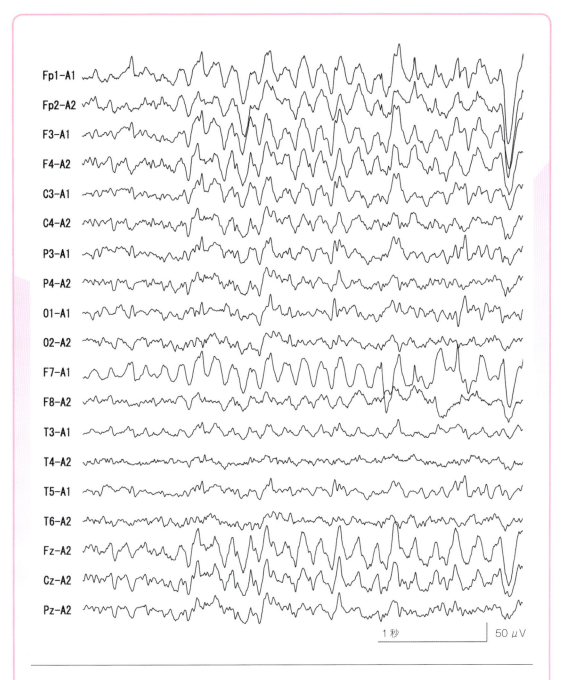

図 16-13A ■ 上級編 −2

Q2 ◉16 章-12 を読み出してください．30 代前半，男性の脳波（時刻は 21：34：35）です．てんかんの精査のため，長時間ビデオ脳波モニタリングを行いました．この脳波（ⅠA）と次頁の脳波（同時刻，ⅢA）を参照して，脳波所見を記載しなさい．

第二部 応用編

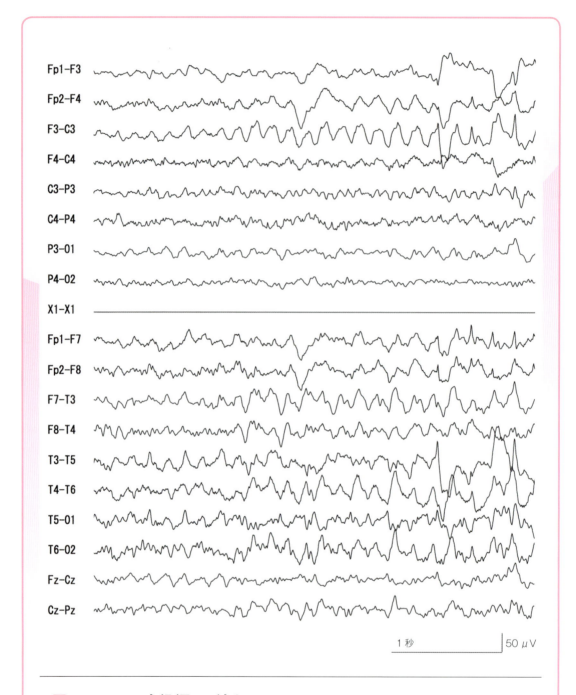

図 16-13B ■ 上級編 -2 続き

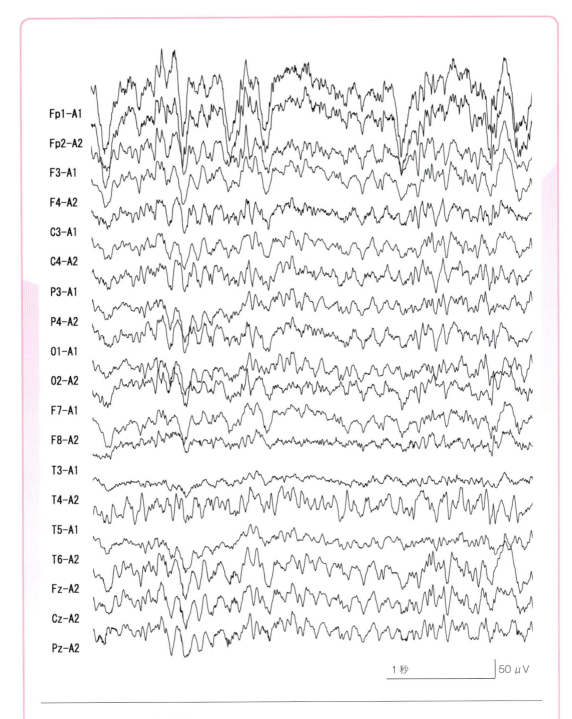

図 16-14A ■ 上級編 -3

Q3 16章-13 を読み出してください．20代後半，女性の脳波です（時刻は 16：46：33）．てんかんでフォロー中．この脳波を記録時は，JCS2 程度の軽い意識レベルの低下を認めました．この脳波（ⅠA）と次頁の脳波（同時刻，ⅢA）を参照して，記録開始（16：46：33）からの脳波所見を記載しなさい．

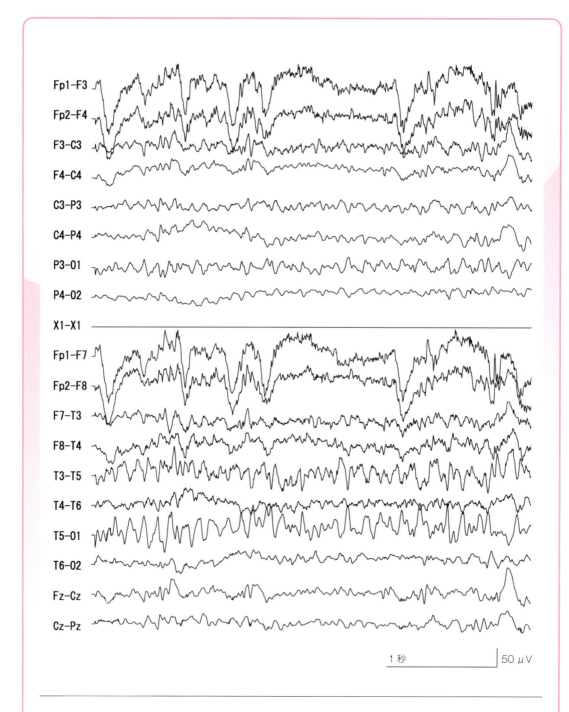

図 16-14B ■ 上級編 -3 続き

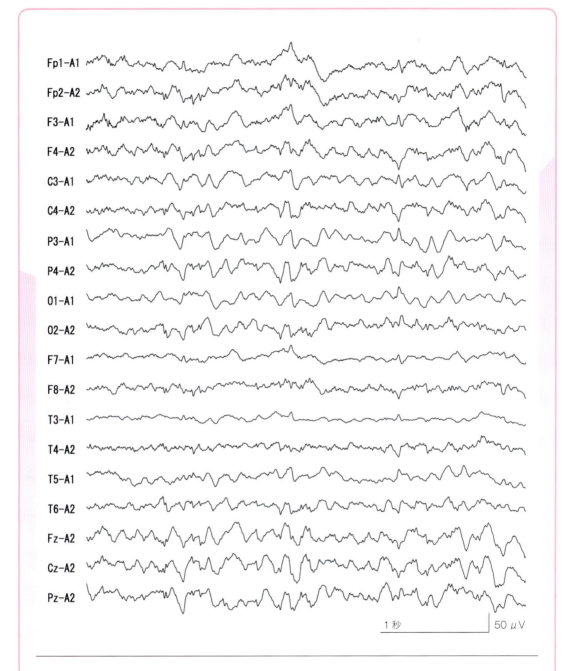

図 16-15A ■ 上級編 -4

Q4 ⑤16章-14 を読み出してください．60代前半，男性の脳波（時刻は 10：56：03）です．この脳波（ⅠA）と次頁の脳波（同時刻，ⅢA）を参照して，脳波所見を記載しなさい．

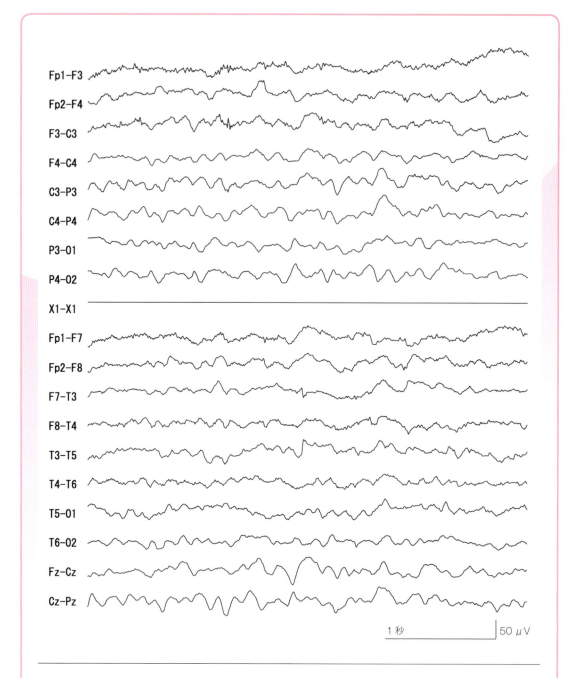

図 16-15B ■ 上級編 -4 続き

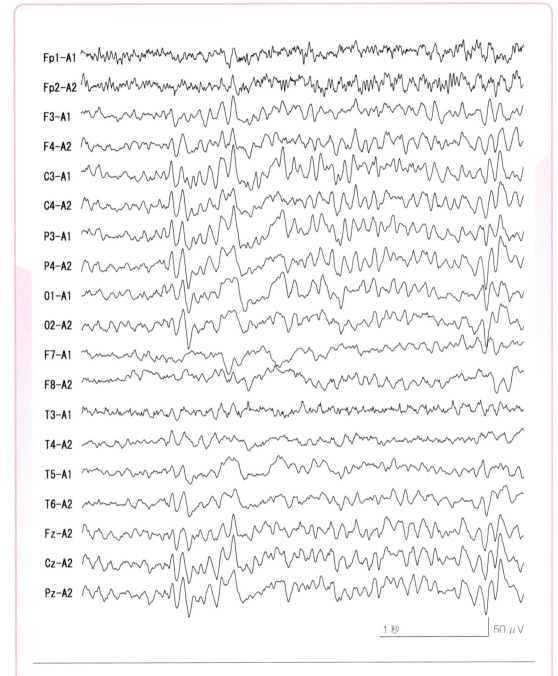

図 16-16A ■ 上級編 −5

Q5 ⊙16章-15 を読み出してください．75歳，男性の脳波（時刻は 11：42：37）です．この脳波（ⅠA）と次頁の脳波（同時刻，ⅢA）を参照して，脳波所見を記載しなさい．

第二部 応用編

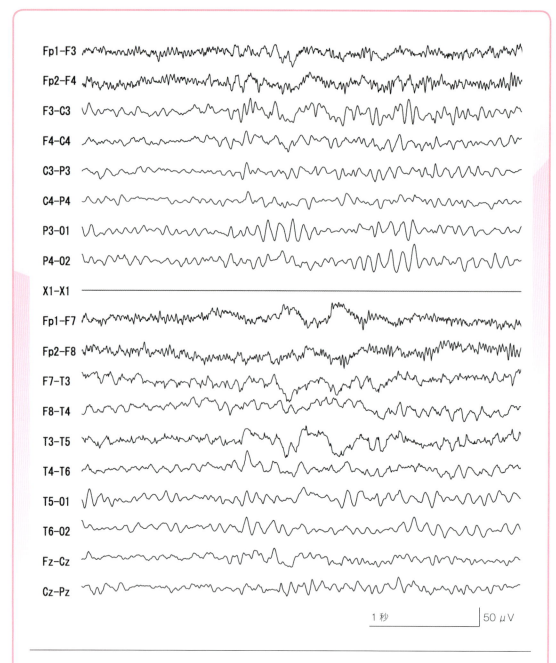

図 16-16B ■ 上級編 -5 続き

■解 答

初級編

A1 　優位律動の振幅は 30～40 μV 程度，周波数は 10 Hz で明らかな左右差なし．分布は，傍矢状部で P3，P4，側頭部で T5，T6 まで．開眼に対する反応性は良好．光刺激に対する反応性は 3 Hz と 21 Hz で抑制，6～18 Hz で光駆動を認める．過呼吸では著明なビルドアップはないが，徐波化を認める．過呼吸終了後 1 分で元のレベルに回復．非突発性異常および突発性異常はなし．年齢を考慮するとほぼ正常の脳波．

A2 　α波が後頭部に出現しているので，覚醒度は比較的高いと推測され，明らかに異常所見である．上向き（陰性）に振れているので，下向きの眼球運動との区別が大事である．X1-A2 を見ると上向き（陰性）に振れている．前頭部の徐波と眼球運動が同位相なので，脳波が右眼下にある電極に波及したと考えられ，脳波だとわかる．

A3 　両側同期性に 4 Hz の棘徐波複合が前頭部優位に出現している．全般てんかんの所見である．Absence とは周波数が異なること，過呼吸中でないことに注意する．

A4 　①は Fp2，F8，F4 電極のアーチファクト（ⅠA，ⅢA で 1 個の電極で説明できる），②は左側頭部の徐波で，傍矢状部の F3，C3 まで拡がっている．ⅢA で Fp1-F7 が陽性，F7-T3 が等電位，T3-T5 が陰性で位相逆転があるので，F7-T3 に陰性の最大電位がある．Pat をⅣA にすると位相逆転はないので，側頭部に陰性電位が高いことがわかる．

A5 　典型的な周期性同期性放電（PSD）である．

中級編

A1 　徐波は持続性多形性δ活動（PPDA）であり，左前頭側頭部に分布する．棘波は T5 に比較的限局している．左前頭側頭部の器質性疾患とそれに伴うてんかん発作が考えられる．

A2 　これも PPDA である．中側頭部を最大として前頭部まで広がる（左 1/4 半球）電位分布を示す．速波やθ波が左半球で目立つのが気になる点である．一般的に不規則な高振幅δ活動に速波が重畳することは，まれなので，ブリーチ breach リズムの可能性が考えられる（著者注：breach リズムであると断言するには，臨床所見との対比が必要．この脳波からそれを推測するのは，難しい）．

A3 　後頭部優位律動が出現しており，覚醒度は比較的高い．両側同期性で前頭部優位に出現する間欠性徐波なので，前頭部間欠性律動性δ活動（FIRDA）と判断される．優位律動の 8～9 Hz とやや遅く，組織化も不良なので，全般的脳機能低下が示唆される．

A4 　おおよそ同様の分布を取るが，この時間帯での棘波は F8 最大，徐波は F8，T4 で最大のことが多い．基準電極導出では，耳朶の活性化により，徐波と棘波の局在を推定することが難

第二部　応用編

しいということを学習して欲しい.

A5　優位律動の振幅は 20〜30 μV 程度でやや低振幅. 周波数は 8 Hz で明らかな左右差なし. 分布は, 傍矢状部で F3, F4, 側頭部で F7, F6 で, びまん性 α の傾向. 開眼や光刺激に対する反応性は低下している. 非突発性異常として, FIRDA がまれに出現する. 突発性異常はなし. 中等度度異常脳波で, びまん性脳機能低下の所見である. 非特異的所見なので臨床診断は困難である. 診断は, 多系統萎縮症.

上級編

A1　棘波は両側性に出現するが, 左優位に頻発する. 左は T3 (ときに F7), 右は F8 に局在を示す. 典型的な側頭葉てんかんの脳波である.

A2　てんかん発作が捕捉された. F7 を起始部としてやや不規則な θ が出現し, 次第に律動性となり, 棘波を伴うようになる. 徐波 (初めは θ だが, 律動性 δ になる) は側頭部から右半球に拡がる. 徐波は右半球 (中心・頭頂部) にも拡がるが, 側頭部までは波及しない. 約 20 秒で発作波は消失した. 発作終了後も左側頭部 (F7, T3) に徐波を認める (例:21:36:19, 21:36:23 など). また, 21:36:42 以降, 左側頭部に鋭波が頻回に出現する.

A3　記録開始時点から, T5 に最大の鋭波・棘波が記録されている. 16:46:37 頃から両側前頭部に律動的な β 波が出現するが, 筋電図との異同が難しい. この β 波は 16:46:41 頃に消失する. しかし, 左側頭部の鋭波・棘波は残存している. 16:46:58 から, 再び左側頭部の鋭波・棘波が出現し, 両側性に β 波や δ 波が出現する. 20 秒ほどで消失する. 開閉眼には応じるので, 意識障害の程度は軽いが発作が頻回に続くため, 非けいれん性てんかん重積状態 (NCSE) と診断した.

A4　優位律動の振幅は 30〜40 μV 程度, 周波数は 8 Hz で明らかな左右差なし. 組織化は不良. 分布は, 傍矢状部で C3, C4, 側頭部で T4, T5 まで. 開眼に対する反応性は不良. すべての光刺激に対する反応性は不良で, 抑制も光駆動反応も認めない. 音に対する反応性も不良. 非突発性異常としては, 持続的・全般性に θ, δ が混入するが, 局在性はない. 突発性異常はなし. 中等度から高度の脳波異常で, 全般的な脳機能低下が疑われ, びまん性脳症の所見である. 臨床診断は AIDS 脳症. この所見から AIDS 脳症の診断は困難だが, びまん性脳障害は明らかである.

A5　優位律動の振幅は 50〜60 μV 程度, 周波数は 9〜10 Hz で明らかな左右差なし. 分布は, 傍矢状部で P3, P4, 側頭部で T3, T4 まで. 開眼に対する反応性は, やや不良で抑制の程度が低い. 音刺激では抑制されにくい. 光刺激に対する反応性は 3 Hz で抑制されるが, 他の周波数では抑制されない. 21 Hz では, 両側同期性に全般性高振幅 δ が誘発される. 非突発性異常としては FIRDA, 側頭部 (右 > 左) に徐波がときに出現する. 突発性異常はなし. 中等度異常脳波で, びまん性脳障害を示唆する. 臨床診断は皮質大脳基底核変性症. 脳波所見から臨床診断を推定するのは困難である.

謝　辞

　稿を終わるにあたり，臨床脳波学を教えていただいた恩師の九州大学名誉教授・加藤元博先生に厚く御礼申し上げます．判読スタイルは，九州大学の長い伝統の賜です．今回この様な形で，脳波超速ラーニングを上梓することができました．これを後世に伝えることができるのは望外の喜びです．また，本書は拙著「ここに目をつける！ 脳波判読ナビ」（南山堂，2016）の姉妹書です．こちらの方も併せて読んでいただければ，脳波判読が苦にならず，脳波を楽しく読むことができるようになると考えています．

　福岡山王病院てんかん・すいみんセンター長・重藤寛史（前九州大学神経内科）先生，九州大学病院中央検査部脳波室・酒田あゆみ氏，九州大学大学院医学研究院の臨床神経生理学分野（緒方勝也，上原 平），神経内科学分野（吉良潤一，向野隆彦），成長発達医学分野（酒井康成，鳥尾倫子），まち神経内科クリニック・町ミチ院長の関係諸氏には貴重な脳波サンプルを利用させていただきました．この場を借りて厚く御礼申し上げます．また，秘書の小笠原史織さんには，資料の整理，文献の収集に協力してもらいました．感謝致します．

　最後に快く，脳波再生プログラムの使用を許可していただいた日本光電工業株式会社馬瀬隆造氏，光安 功氏，日本光電九州支店の宮浦賢治氏，白石智葵氏にも深謝いたします．

2018 年 4 月

飛 松 省 三

索　引

外国語索引

数字

14 & 6 Hz 陽性棘波 · **98**
3Hz spike and wave · · · · · · · · · · · · · · · **111**
6 Hz 棘徐波 · **99,100**

A

absence · **83**
activation · **59,77**
AD · **133**
alpha coma · **151**
Alzheimer's disease → AD
AV · **16**
average potential reference → AV

B

baseline · **7**
BECTS · **112**
benign childhood epilepsy with
　　centrotemporal spikes → BECTS
benign epileptiform transients of sleep
　　→ BETS
beta coma · **151**
BETS · **97**
bilateral independent periodic lateralized
　　epileptiform discharges → BiPLEDs
BiPLEDs · **160,162**
bipolar derivation · · · · · · · · · · · · · · · · **16,18**
breach · **103**
burst-suppression pattern · · · · · · · · · **151,157**

C

CBD · **132**
corticobasal degeneration → CBD
Creutzfeldt-Jakob 病 · · · · · · · · · · · · **143,160**

D

damping · **7**
delta coma · **151**
density modulated spectral array → DSA
diffuse background slowing · · · · · · · · · · · **175**
diffuse α · **73,74,145**
DSA · **4**

E

ECI · **143**
electrocerebral inactivity → ECI
electrode pop · **44,45**
encephalopathy · **143**
end of chain phenomenon · · · · · · · · · · **19,25**
extreme delta brush · · · · · · · · · · · · · · **166,172**

F

FIRDA · **124,133**
FOLD · **99**

frontal intermittent rhythmic delta
　　activity → FIRDA
frontotemporal lobar degeneration → FTLD
FTLD · **133**

G

Grand Total EEG Score · · · · · · · · · · · · · · **135**

H

HD · **133**
HF · **4,7,12**
high-cut filter → HF
Huntington disease → HD
hyperventilation · **59**
hypnagogic hypersynchrony · · · · · · · · · · · **57**

K

K complexes · **56**
K 複合 · **56**

L

lack of dominant rhythm · · · · · · · · · · · · · **175**
low-cut filter · **4**
low-voltage slow, nonreactive pattern · · · · **151**

M

markedly abnormal · · · · · · · · · · · · · · · · · · · **175**
mildly abnormal · **175**
moderately abnormal · · · · · · · · · · · · · · · · · **175**
monopolar derivation · · · · · · · · · · · · · · · · · · **18**

N

NCSE · **119**
NMDA 受容体抗体脳炎 · · · · · · · · · · · · · · **172**
nonconvulsive status epilepticus → NCSE
normal variants · **90**

P

paper speed · **7**
paradoxical arousal response · · · · · · · · · · · **144**
Parkinson's disease → PD
paroxysmal waves · **109**
Pat · **4**
pattern · **4**
PD · **132**
pen alignment · **7**
periodic lateralized epileptiform discharges
　　→ PLEDs
periodic long-interval diffuse discharges
　　→ PLIDDs
periodic short-interval diffuse discharges
　　→ PSIDDs
periodic synchronous discharges → PSD
persistent polymorphous delta activity
　　→ PPDA
phase reversal · **16**
photic driving response · · · · · · · · · · · · · · **59,77**

200

photic stimulation ························· 59
photo-paroxysmal response ············· 78
pitfalls ·································· 175
PLEDs ······················ 106,160,161
PLIDDs ································ 160
polymorphous delta activity············· 122
positive occipital sharp transient of sleep
　→ POSTS
posterior dominant rhythm ············· 46
posterior slow waves of youth ········ 46,95
POSTS································ 91
PPDA ································ 126
progressive supranuclear palsy → PSP
projected rhythm ····················· 125
PSD ···························· 106,163
PSIDDs ································ 160
PSP ·································· 132

R

re-build up ···························· 85
Ref ···································· 4
reference ······························ 4
referential derivation ·············· 16,18
REM 睡眠··························· 52
rhythmic mid-temporal discharges → RMTD
RMTD ································ 101

S

SD ···································· 17
SE ·································· 106
Sens ································· 4,7
sensitivity···························· 4,7
sharp transients ····················· 109
slow burst with spike ················· 109
slow dominant rhythm ················· 175
slow α variants ····················· 46,96
small sharp spikes → SSS
source derivation → SD
spindle coma························· 151
SREDA ······························ 104
SSPE ···························· 160,164
SSS·································· 97
status epilepticus → SE
subacute sclerosing panencephalitis → SSPE
subclinical rhythmic electrographic discharges
　of adults → SREDA

T

TC ··································· 4,7
theta coma·························· 151
time constant → TC
triphasic waves ················· 165,167

W

WHAM ······························ 100
wicket ······························ 102

日本語索引

あ

アーチファクト ····················· 12,34
アイコン ···························· 4,6
亜急性硬化性全脳炎 ············ 143,160,164
アルツハイマー病 ················· 133,136
α昏睡 ······················ 122,151,152
α波·································· 9,70
アンダーシュート ····················· 7

い

意識障害 ························· 143,144
位相逆転 ···························· 16,20
痛み刺激 ···························· 144

う

ウィケット棘波 ····················· 102
ウイルス性脳脊髄髄膜炎 ················ 148

え

鋭一過波 ···························· 109

お

オーバーシュート ····················· 7
音刺激 ···························· 48,144

か

開眼 ······················· 75,136,139
覚醒度 ······························ 47
覚醒脳波 ···························· 49
過呼吸 ····················· 59,61,77,82
紙送りスピード ······················· 7
カルバマゼピン中毒 ·················· 168
眼球運動 ························· 34,36
間欠性徐波····················· 138,141
肝性脳症 ···························· 165
感度 ································· 4,7
間脳·································· 122

き

奇異性覚醒反応 ················· 144,148
基準電極···························· 4
基準電極導出 ················ 16,18,19,20
偽性てんかん波····················· 90
基線·································· 7
橋出血 ······························ 122
局所症状 ···························· 108
局所性脳病変 ······················· 122
棘徐波複合 ··················· 110,118
棘波 ································· 16
筋強直性ジストロフィー ··············· 71
筋電図 ···························· 12,43

索引

く
群発・抑制パターン	151,157

け
軽睡眠期	52
軽度異常	175
軽度脳症	145
欠神発作	83,111
原発性全般てんかん	107

こ
高域遮断フィルタ	4,7,12
高カルシウム血症	166
高血糖	165
高周波数成分	12
甲状腺機能亢進症	166
甲状腺機能低下症	166
高振幅	109
較正信号	7,8
抗てんかん薬	75
高度異常	175
後頭葉てんかん	118
交流雑音	35

さ
再徐波化	85
三相波	167

し
θ昏睡	151,154
自己免疫性脳炎	166
自然睡眠	89
耳朶基準	22,28,29
耳朶の活性化	15,21
時定数	7,13
若年者後頭部徐波	46,95
若年ミオクロニーてんかん	114
周期性一側性てんかん型放電	106,160,161
周期性同期性放電	106,163
重度脳症	149
瞬目	39
徐α異型	46,96
小鋭棘波	97
小児良性ローランドてんかん	112
徐波	10,122
徐波睡眠	52
徐波の解釈	131
神経変性疾患	132
進行性核上性麻痺	132
深睡眠期	52
心電図	34,40
振幅	7

す
垂直眼球運動	37
水平眼球運動	38

睡眠	77
睡眠1期	52,53
睡眠2期	52,55,56
睡眠3, 4期	52
睡眠時後頭部陽性鋭波	91
睡眠時良性てんかん型一過波	97

せ
正常亜型	90
正常自然睡眠脳波	52
成人無症状性律動性電気的放電	104
前頭側頭葉変性症	133
前頭部間欠性律動性δ活動	124,133
前頭葉てんかん	115
全般化	121

そ
双極導出	14,15,18,19,20,25
双極導出法	16
操作パネル	11
側頭部徐波	28
側頭葉てんかん	16,22,116
続発性全般てんかん	107

た
代謝性・無酸素性脳症	170
大脳皮質基底核変性症	132
多形性持続性δ活動	122,126
縦の双極導出	24,30
単極導出	18
短周期性全般性放電	160

ち
中等度異常	175
中等度脳症	146
中毒性脳症	168
長周期性全般性放電	160

て
低域遮断フィルタ	4
低カルシウム血症	166
低血糖	165
低酸素脳症	146
低体温症	166
低ナトリウム血症	166,169
定量的脳波解析	134
δ昏睡	151,155
δ波	10
てんかん	106
てんかん重積状態	106
てんかんの病型	107
電気的脳無活動	143,151,158
電極のアーチファクト	44,45

と

頭蓋頂鋭一過波	54,58
投射性律動	125
導出法	18
導出モンタージュ	4
頭皮上マップ	26
突発波	82,109
トポマップ	6,26
トリクロリール	60

に

二次性全般化	117
入眠期	52
入眠時過同期	57
尿毒症	165
認知症	133

の

脳幹梗塞	122
脳血管障害	160
脳腫瘍	160
脳症	143
脳波スケール	6,9,10
脳波判読	174
脳病巣	123
ノンレム睡眠	52

は

パーキンソン症候群	132
パーキンソン病	132
背景活動の徐波化	175
白質病巣	130
白質優位	132
波形の平滑化	6
橋本脳症	166
発生源導出法	17
バルビツール系薬物中毒	157
ハンチントン病	133

ひ

光感受性てんかん	80
光駆動反応	59
光刺激	59,66,76,77,137,140
光突発反応	78
非けいれん性てんかん重積状態	119
皮質	122
皮質・皮質下灰白質優位	132
皮質灰白質優位	132
びまん性α	70,73,74
びまん性脳障害	143
ビューア画面	2
非律動性δ	122
ビルドアップ	63

ふ

賦活	77
賦活法	59
不規則高振幅δ	28
部分てんかん	107
ブリーチリズム	103
プルダウンメニュー	4

へ

平均電位基準	27
平均電位基準法	16
β昏睡	151,153
ヘルペス脳炎	160
辺縁系脳炎	171
ペントバルビタール	60
ペンの慣性	7
ペンの配列	7
辺縁系脳炎	72

ほ

紡錘波	55
紡錘波昏睡	151,156

み

ミオクロニー発作	114
水中毒	169
ミュー波	93

む

無酸素脳症	165
無反応性低振幅徐波パターン	151

め

メニューバー	5

も

もやもや病	85,88
モンタージュ	4,14,15,16,18

ゆ

優位律動	46,47,70
優位律動の左右差	72
優位律動の消失	175
優位律動の徐波化	71,175
優位律動の分布	50,73,74
優位律動の抑制	51
優位律動の抑制低下	75

よ

横の双極導出	25,31

り

律動性θ	120,122
律動性中側頭部放電	101
リモンタージュ	14,15
両側性独立性周期性一側性てんかん型放電	160,162

れ

レビー小体型認知症	134,139
レム睡眠	52

【著者紹介】

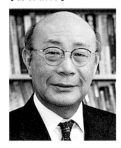

飛松省三　福岡国際医療福祉大学医療学部視能訓練学科 教授

1973 年　鹿児島ラ・サール高校卒
1979 年　九州大学医学部卒
1983 年　九州大学医学部脳研神経内科助手
1985 年　医学博士，シカゴ・ロヨラ大学医学部神経内科客員研究員
1987 年　九州大学医学部脳研生理助手
1991 年　同脳研臨床神経生理講師
1999 年　同大大学院医学系研究科脳研臨床神経生理教授
2020 年～　現職，九州大学名誉教授

日本臨床神経生理学会名誉会員，日本ヒト脳機能マッピング学会名誉会員，認知神経学会理事

〈著書〉
「Clinical Applications of Magnetoencephalography（編著）」(Springer, 2016)
「ここが知りたい！ 臨床神経生理（編著）」(中外医学社, 2016)
「ベッドサイドの臨床神経生理学」(中外医学社, 2017)
「ここに気をつける！ 誘発電位ナビ　はじめの一歩から臨床と研究のヒントまで」(南山堂, 2017)
「脳波の行間を読む デジタル脳波判読術」(南山堂, 2019)
「ここに目をつける！ 脳波判読ナビ（改訂 2 版）」(南山堂, 2021)，など

脳波に慣れる！　デジタル脳波入門
脳波超速ラーニング [DVD 付き]

2018 年 6 月 5 日　1 版 1 刷　　　　　　　　　Ⓒ2018
2021 年 11 月 1 日　　　　3 刷

著　者
　とびまつしょうぞう
　飛松省三

発行者
　株式会社 南山堂　代表者 鈴木幹太
　〒113-0034　東京都文京区湯島 4-1-11
　TEL 代表 03-5689-7850　www.nanzando.com

ISBN 978-4-525-22561-2

JCOPY〈出版者著作権管理機構 委託出版物〉
複製を行う場合はそのつど事前に(一社)出版者著作権管理機構(電話03-5244-5088，FAX 03-5244-5089, e-mail: info@jcopy.or.jp)の許諾を得るようお願いいたします。

本書の内容を無断で複製することは，著作権法上での例外を除き禁じられています．また，代行業者等の第三者に依頼してスキャニング，デジタルデータ化を行うことは認められておりません．

━━━ 著作権・免責事項について ━━━

○本 DVD-ROM に収載されたソフトウェア（Neuroportaview　ニューロポータビュー）
　は，日本光電工業株式会社が著作権を有してます.

○本 DVD-ROM に収録されたデータは，著作権によって保護されています.

○本 DVD-ROM は，図書館における館外貸出を禁止します.

○本 DVD-ROM を著作者の許可なく複製，ネットワーク上への転送，および営利目的で
　の使用・転載または転売する事を禁じます.

○本 DVD-ROM に関し，株式会社 南山堂は一切動作保証を致しません. また，この
　DVD-ROM の使用により，利用者または第三者に直接・間接的障害が生じても，いか
　なる責任を負わないものとし，一切の賠償も行わないものとしますので，予めご了承く
　ださい.